# 中国百年百名中医临床家丛书

# 俞 慎 初

编 写 刘德荣 俞鼎芳
指 导 俞慎初

中国中医药出版社
· 北京 ·

**图书在版编目（CIP）数据**

俞慎初 / 刘德荣，俞鼎芳编写 . -- 北京：中国中医药出版社，2001.9（2024.7 重印）

（中国百年百名中医临床家丛书）

ISBN 978 – 7 – 80156 – 250 – 0

Ⅰ. ①俞…　Ⅱ. ①刘…　②俞…　Ⅲ. ①中医学临床—经验—中国—现代　Ⅳ. ① R249.7

中国版本图书馆 CIP 数据核字（2001）第 064280 号

**中国中医药出版社出版**

北京经济技术开发区科创十三街 31 号院二区 8 号楼

邮政编码　100176

传真　010-64405721

廊坊市佳艺印务有限公司印刷

各地新华书店经销

开本 850 × 1168　1/32　印张 8.25　字数 181 千字

2001 年 9 月第 1 版　2024 年 7 月第 3 次印刷

书号　ISBN 978 – 7 – 80156 – 250 – 0

定价　30.00 元

网址　www.cptcm.com

**服务热线　010-64405510**

**购书热线　010-89535836**

**维权打假　010-64405753**

**微信服务号　zgzyycbs**

**微商城网址　https://kdt.im/LIdUGr**

**官方微博　http://e.weibo.com/cptcm**

**天猫旗舰店网址　https://zgzyycbs.tmall.com**

如有印装质量问题请与本社出版部联系（010-64405510）

# 序

俞慎初老师，是我院资深教授，也是著名的中医学家。他从医60多年，在深入钻研岐黄医术基础上，独树一帜，为中医药学的发展，做出了重大的成绩。

做为世界传统医学中极其重要的组成部分—中医药学，发展至今，将何去何从？值得我们深思！同时，我们也十分明白，中医药若没有创新，必将面临着严峻的挑战。俞慎初老师深知继承与发展的关系，因此在本书中，无处不显示着发展的特点，形成了有鲜明特色的学术观点和诊疗风格，处处留下了执着追求和勇于探索的足迹，为后学者树立了一个好的榜样。我们的前辈，留下了极其丰富的宝藏。今天，人类已进入21世纪，在新的世纪里，我们应该共同努力，共同探索，让中华文化中的瑰宝——中医药学发扬光大。

做为俞慎初老师的学生，也是本书的编写者，为整理好俞老的医学经验，付出了艰辛的劳动，基本上将俞老的学术观点和诊疗经验都收集在本书中。这是一项十分有意义的工作。因此，要感谢他们所做出的努力。

杜 建

2001年元旦于福建中医学院

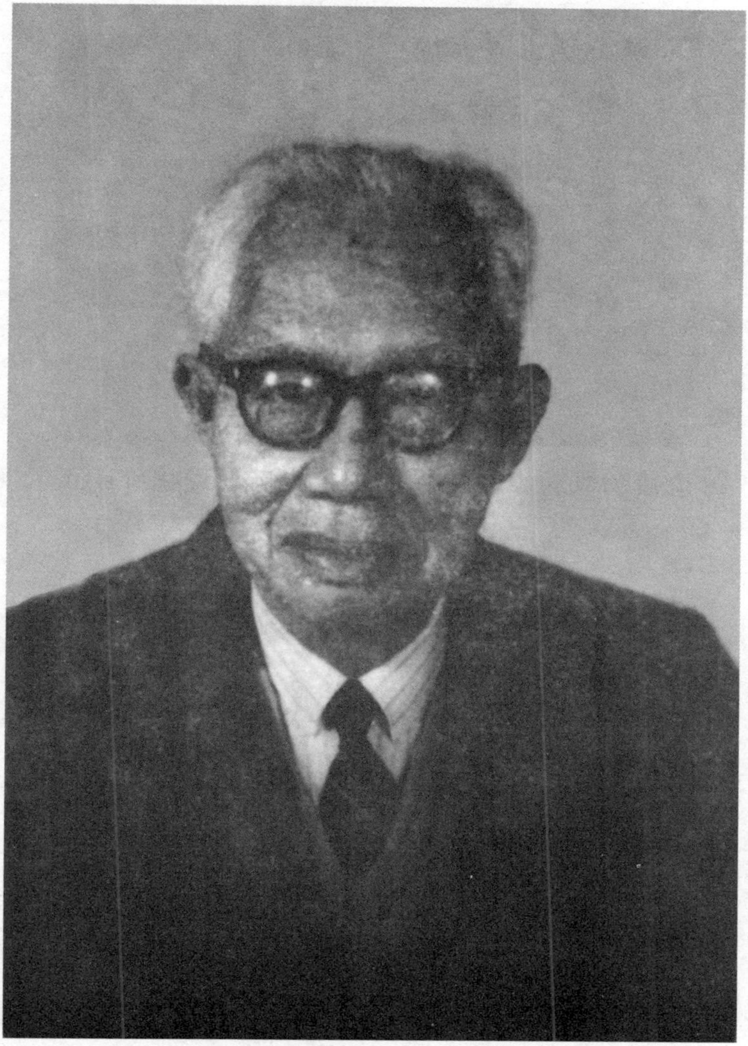

俞慎初教授近照

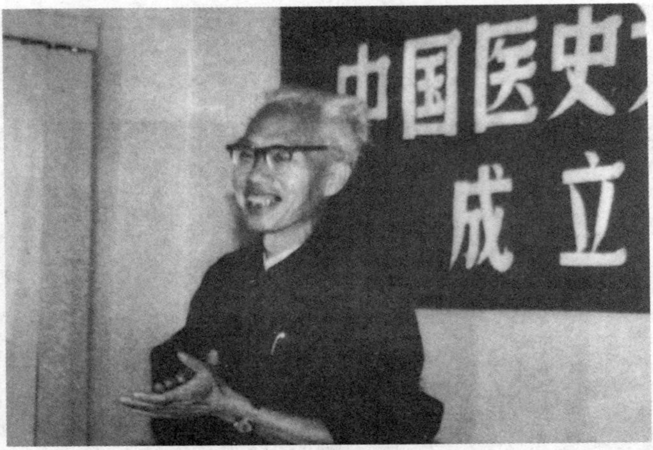


俞慎初教授在中国中医研究院医史文献所成立大会上讲话

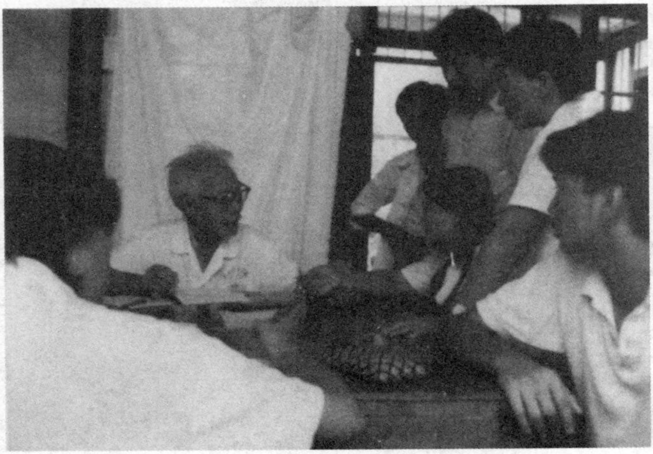

俞慎初教授在诊治病人

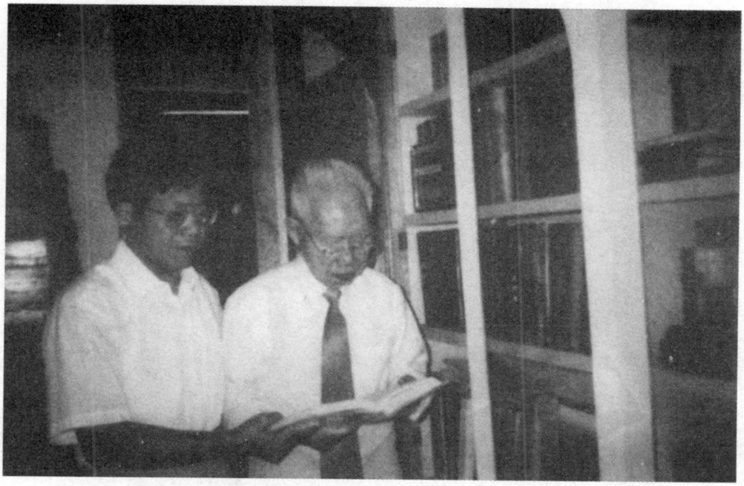

俞慎初教授与学术继承人刘德荣

# 出版者的话

祖国医学源远流长。昔岐黄、神农，医之源始；汉仲景、华佗，医之圣也。在祖国医学发展的长河中，临床名家辈出，促进了祖国医学的迅猛发展。中国中医药出版社为贯彻卫生部和国家中医药管理局关于继承发扬祖国医药学，继承不泥古、发扬不离宗的精神，在完成了《明清名医全书大成》出版的基础上，又策划了《中国百年百名中医临床家丛书》，以期反映近现代即20世纪，特别是新中国成立50年来中医药发展的历程。我们邀请卫生部张文康部长做本套丛书的主编，卫生部副部长兼国家中医药管理局局长佘靖同志、国家中医药管理局副局长李振吉同志任副主编，他们都欣然同意，并亲自组织几百名中医药专家进行整理。经过几年的艰苦努力，终于在21世纪初正式问世。

顾名思义，《中国百年百名中医临床家丛书》就是要总结在过去的100年历史中，为中医药事业做出过巨大贡献、受到广大群众爱戴的中医临床工作者的丰富经验，把他们的事业发扬光大，让他们优秀的医疗经验代代相传。百年轮回，世纪更替，今天，我们又一次站在世纪之巅，回顾历史，总结经验，为的是更好地发展，更快地创新，使中医药学这座伟大的宝库永远取之不尽、用之不竭，更好地服务于人类，服务于未来。

本套丛书第一批计划出版140种左右，所选医家均系在中医临床方面取得卓越成就，在全国享有崇高威望且具有较高学术造诣的中医临床大家，包括内、外、妇、儿、骨伤、针灸等各科的代表人物。

本套丛书以每位医家独立成册，每册按医家小传、专病论治、诊余漫话、年谱四部分进行编写。其中，医家小传简要介绍医家的生平及成才之路；专病论治意在以病统论、以论统案、以案统话，即将与某病相关的精彩医论、医案、医话加以系统整理，便于临床学习与借鉴；诊余漫话则系读书体会、札记，也可以是习医心得，等等；年谱部分则反映了名医一生中的重大事件或转折点。

本套丛书有两个特点是值得一提的：其一是文前部分，我们尽最大可能收集了医家的照片，包括一些珍贵的生活照、诊疗照，以及医家手迹、名家题字等，这些材料具有极高的文献价值，是历史的真实反映；其二，本套丛书始终强调，必须把笔墨的重点放在医家最擅长治疗的病种上面，而且要大篇幅详细介绍，把医家在用药、用方上的特点予以详尽淋漓地展示，务求写出临床真正有效的内容，也就是说，不是医家擅长的病种大可不写，而且要写出“干货”来，不要让人感觉什么都能治，什么都治不好。

有了以上两大特点，我们相信，《中国百年百名中医临床家丛书》会受到广大中医工作者的青睐，更会对中医事业的发展起到巨大的推动作用。同时，通过对百余位中医临床医家经验的总结，也使近百年中医药学的发展历程清晰地展现在人们面前，因此，本套丛书不仅具有较高的临床参考价值和学术价值，同时还具有前所未有的文献价值，这也是我们组织编写这套丛书的初衷所在。

中国中医药出版社

2000 年 10 月 28 日

# 目 录

# 医家小传

福建中医学院教授俞慎初，是当代著名的中医学家，医史学家，一生精研医理，勤于实践，善于总结，医术精湛。在60多年的中医教学、医疗和科研工作中，均取得卓著成绩，论著丰硕，学验俱丰。他先后撰著医书20余种，发表学术论文160多篇，在海内外中医界影响甚大。其中《中国医学简史》《中国药学史纲》《俞慎初论医集》等书，分别获卫生部、国家教委、国家中医药管理局的奖励，深受同道的赞誉。

俞慎初教授，原名建镳，又名谨，号静修，1915年农历10月17日出生于福建省福清城关的中医世家。其尊翁介庵先生为当时邑之名医，精于内妇儿科，尤擅治急性热病，行医数十载，医术精湛，医德高尚，深受乡人和医界所敬重。俞师天资聪颖，才思敏捷，自幼耳濡目染治病救人之举，对中医中药产生浓厚的兴趣。为了接受系统的文化教育。1920年起入私塾启蒙，先后师从于清末秀才何若溪、邑廪生詹伯涵、举人唐璇波等名师。1924年2月至1930年又先后在福清县立第一小学、县立初中、福建学院附中就学。良好的教育和家庭的熏陶，使俞师青少年时就具有一定的古文学知识基础，而且爱好中医中药专业，坚信祖国医学治病的独特疗效，中学毕业后毅然随父学医，走上治病救人的岐黄之道。1930年年仅15岁的他，就在父亲的指导下，系统攻读中医经典《内》《难》和仲景学说，以及历代医家名著。为了进一步提高中医理论水平，俞慎初教授远离家乡，就读于上海中医学校，在上海名医秦伯未门下潜心研习医学经典。由于名师指点，他的眼界开阔，学业猛进，并成为一代名医的高足。

1933年2月俞师毕业后返回故里，3月起就悬壶问世，先后在福清城关裕济药店和福余药行坐堂行医。同年5月主编《现代医药》杂志，该刊物以提倡中医现代化、维护中医国粹为宗旨，深受省内外中医界读者的欢迎。俞师在繁忙的医疗和编务的同时，又兼任上海《中医指导录》《中医世界》《中医科学》、北平《文医半月刊》《国医砥柱》、南京《国医公报》、杭州《医药卫生月刊》、福州《医铎》等医刊杂志的特约编辑和撰稿员，并积极参与维护中医学术的抗争活动。俞师深知，古汉语知识是打开祖国医学宝库的钥匙，为了提高古文学水平，以利于对中医经典著作的深入研究和探索，1938年俞师再度赴沪，进入上海诚明文学院深造，专修国学文史专业知识，曾跟随一代著名经学家蒋维乔学习，历经3年的正规研修，全面系统地掌握了古汉语文史知识。在沪期间，俞师与名医施今墨、时逸人、张赞臣等人创办上海复兴中医专科学校并担任教务主任，又参与编辑《复兴中医》杂志。1943年后，俞师返回家乡，致力于教育事业，与热心教育之人士共同创办福清“文光中学”，被同仁和众乡友推为校长。在任期间，积极为家乡培育人才，曾不畏艰险，多次掩护地下革命同志，深受乡亲的敬重。1943年至1949年间，俞师还先后担任福清县中医师公会理事长、县中医学会会长、省中医联合会理事等职，组织中医界同道，开展学术活动。1946年他顺利通过了原考试院举办的全国中医师资格考试，并以优异的成绩取得原卫生部和福建省政府发给的中医师证书。

解放后，俞慎初教授热爱社会主义新中国，更加勤勉地为党的中医事业而努力工作。1950年至1953年历任福清县中医学会会长，并被选为福清县第一、二届人大常委。1951年赴京参加卫生部主办的北京中医进修学校学习，毕业后返闽任福清县中医进修班副主任、教务组长。1952年9月起在福建中医进修学校从事教学工作，1956年任该校教导主任，并兼任福建省中医药学术研究委员会常委及《福建中医药》杂志主编。1958年福建中医学院成立后，他先后承担医经、各家学说、中药、医史的教学和临床医疗工作。俞师忠诚党的中医教育事业，为培养后继人才，促进中医学术的发展，兢兢业业，作出了积极的贡献。

党的十一届三中全会以来，俞慎初教授焕发了革命的青春，他在繁忙的教学、科研和医疗工作的同时，先后任医史教研室主任、院学术委员会副主任、医史研究室主任，并兼任全国性和省级学术团体的多种职务，历任福建省第五、六届政协委员。他热心开展中医学术活动，积极为党的中医工作出谋献策。自80年代起，俞师积极参加卫生部主持的对两批重点中医古籍整理校勘的审定工作，又承担《中国医学百科全书·中医内科学》《中国医学百科全书·医史分卷》

两书的编审任务，主持古医籍《李濂医史》和《陈修园医书16种》的整理校注，又承担卫生部《中国医学通史》的编审工作。并组织我省医史工作者主持开展对“福建医林人物”“闽台医药发展史”“海上丝绸之路与中外医药交流”“闽西苏区医药卫生史”“福建少数民族卫生史”等项目的研究工作，几年来已取得了可喜的成果，使我省的医史研究工作出现前所未有的崭新面貌。目前，年迈的俞师仍然关心着中医事业的振兴和发展。20世纪80年代以来，他还兼任福建省中医药学会常务理事，省医史学会、省陈修园学说研究会名誉主委，《福建中医药》杂志副主编，省高校高级职称评审会中医学科评审组成员，卫生部《中国医学通史》编委，农工党中央咨监委员，中国中医药研究促进会理事，中国中医研究院中医药咨询专家，光明中医函授大学顾问，陕西孙思邈研究社顾问，安徽新安医学研究会顾问，苏颂学术研究会顾问等职务。1991年俞师应邀前往印度参加第三届亚洲国际传统医学会议期间，积极筹办亚太医药交流协会，被推选为副主任，继续为发展中医学术和中医药走向世界而努力工作。

俞慎初教授从医执教半个多世纪来著述宏富，涉猎广泛。共撰写医学专著20余部，发表学术论文160多篇，总字数达300多万字，在海内外医学界具有一定影响。医学著作有：上海中医书局出版的《新编中药学讲义》；福建科技出版社出版的《虫类药物临床应用》《中国医学简史》《闽台医林人物志》《校注长沙方歌括》；云南科技出版社出版的《中国药学史纲》；厦门大学出版社出版的《俞慎初论医集》《中草药作物学》《校注李濂医史》等。另撰著有《中国麻风病概要》《中医病理要略》《中医诊断要略》《内经语法研究》

《医用古汉语基础》《中药归经沿革》《福建四大名医》《福建历代医著简介》《临证一得录》《医学衷中参西录方歌集解》《保健药膳集萃》《临床证治要法》《俞慎初医疗医论选集》，并整理印行其先父遗著《俞介庵临证经验集》和《女科纂要》。俞慎初教授历年来在医疗、教学和科研方面成绩卓著、硕果累累。1984 年其所著的《虫类药物临床应用》一书获福建省高教厅科技成果乙级奖；1985 年《中国医学简史》获卫生部重大科技成果奖；1988 年《中国药学史纲》获省医药卫生科技进步奖；1990 年《闽台医林人物志》获省卫生厅优秀图书奖；1991 年《中国药学史纲》又获国家教委科技进步奖；1991 年《中国医学简史》和《中国药学史纲》分别获全国首届优秀医史文献及医学工具书银、铜奖；1994 年《俞慎初论医集》荣获福建省第二届中医药优秀科技图书奖；1996 年《俞慎初论医集》获国家中医药管理局中医药基础研究二等奖。俞教授数十年来为中医事业做出了突出的贡献，受到人们的高度评价和赞誉。1984 年以来他先后被评为福州市劳动模范、福建省五一劳动奖章获得者、省教育先进工作者、全国优秀教师，1990 年被授予“国家级中医药专家”称号，享受国务院特殊津贴，1992 年被评为省“优秀教育世家”。近几年来他的名字已被选入《中国当代医学家荟萃》《中国当代自然科学人物总传》《中国当代中医名人志》《当代中国科技名人大典》《中药人才录》《当代福建科技名人录》等 7 部名人传记辞书中。1989 年至 1990 年间，俞师又先后被英国剑桥国际传记中心和美国传记学院列入《世界名人录》，1992 年又被载入《澳大利亚和远东地区世界名人录》。他的名著《中国医学简史》和《虫类药物临床应用》已流传到日本、新加坡、德国、英国、美国等地，俞慎初教授在医学上的成就，备受海外学术界的重视和关注。

# 专病论治

## 咳喘的治疗经验

俞慎初教授认为，咳与喘虽是两种病证，但往往互相关联，互为因果，同时发病。咳可致喘，喘常伴咳。其证有因寒、因热、因痰、因虚的不同，治疗亦有宣肺、祛邪、降气、补虚之别。然而咳喘的临床病情多寒热夹杂、虚实互见，如诊治不得要领，容易反复发作，缠绵难愈。咳喘为肺之主要病证，《内经》有云："是主肺所生病者，咳上气喘"（《灵枢·经脉》）。肺外合皮毛，皮毛先受邪气，感受外邪是咳喘的常见病因。但咳喘非独肺之病也，"五脏六腑皆令人咳"（《素问·咳论》）。人体脏腑的病变多能影响肺脏而导致咳或喘，或出现累及多脏腑的复杂证候，其中以肺、脾、肾三脏病变为常见。因此俞教授指出，临证治疗咳喘首先应分辨外感内伤，明察脏腑，详审病机，并根据病情的寒热虚实、标本缓急而灵活施治。

### 风寒咳喘首当宣肺祛痰

咳喘的发病，每因感受外邪引起。肺主气属卫，司呼吸，具有宣发卫气之功能，如《素问·五脏生成篇》曰："肺之合皮也，其荣毛也。"由于肺和皮毛相合，所以外邪侵犯皮毛卫表时，常常影响及肺，导致清肃失司；若触动内蕴痰浊，痰阻气逆，肺失宣降，从而因痰而咳，因咳而喘，咳喘并见临床上除了出现反复咳嗽外，常伴有呼吸急促，气喘痰鸣。俞师治从宣肺祛痰入手，方用自拟治疗咳喘经验方"止咳定喘汤"，该方由蜜麻黄、杏仁、苏子、白芥子、葶苈子、蜜款冬、蜜橘红、茯苓、半夏、炙甘草等组成，具有宣肺平喘、祛痰止咳之功，治疗风寒咳喘痰多者有较好疗效。临床常用此方治疗急慢性支气管炎、支气管哮喘或轻度肺气肿病患。止咳定喘汤的临床运用是：如恶寒发热、鼻塞流涕，表证明显者，加荆芥、防风、紫苏叶；痰黏稠、咯吐不爽者，加桑白皮、浙贝母；胸闷不舒者加瓜蒌、郁金。如风寒外束、痰热壅肺的咳喘证，症见咳嗽痰黄，喘促，烦热口干，俞师即用定喘汤加葶苈子、白芥子等治之。

**案例：**项某，女，34 岁。1992 年 1 月 23 日诊。素有哮喘证，多年来经常发作。近日不慎受凉，咳嗽不已，且见喘促气急，胸闷，痰多色白，脉细缓，舌淡红苔白。证属风寒引动内饮致肺气不宣之咳喘，治宜宣肺平喘、止咳祛痰，予止咳定喘汤加味。处方：蜜麻黄 6 克，杏仁 5 克，炙甘草 3 克，蜜款冬 6 克，浙贝母 10 克，陈皮 5 克，茯苓 10 克，半夏 6 克，苏子 10 克，白芥子 6 克，葶苈子 6 克（包），服 5 剂后咳喘明显减轻，患者仍感胸闷，以上方加瓜蒌 15 克，再进5剂后，诸症悉平。

**按：**外感风寒，外邪束表，痰浊壅肺致肺气不宣之咳喘，俞师运用宣肺祛痰法并以自拟的验方“止咳定喘汤”治疗获良效。止咳定喘汤虽是在古代名方三拗汤、三子养亲汤和二陈汤的基础上加减组成，然而其配伍巧妙，运用灵活，组方严谨。方中麻、杏、草（三拗汤），辛温散邪，宣肺平喘；葶苈子、紫苏子、白芥子三药是取三子养亲汤降气消痰之意，但俞师习惯用葶苈子易原方中的莱菔子，是为了增强该方降气消痰平喘之效，与三拗汤配合，一宣一降，疗效益彰。古人认为葶苈子是泻肺的峻品，不能轻易使用，但俞师临床中常与白芥子、紫苏子配合治疗痰多咳喘症，每获良效，亦无发现有任何副作用。方中又增加化痰止咳的款冬花和燥湿化痰的二陈汤诸药，旨在祛除气道痰浊，以达止咳平喘之目的，故止咳定喘汤有较好的止咳平喘功效。

## 加减止嗽散治疗多种咳嗽

止嗽散出自清代程钟龄《医学心悟》，由荆芥、百部、紫菀、桔梗、白前、陈皮、甘草等组成。方中7味药，温而不燥，润而不腻，其功用能宣能肃，能升能降，有表有里，具有宣不过散，肃不过下的特点，程氏称此方“温润平和、不寒不热，既无攻击过当之虞，大有启门逐贼之势”，是治外感咳嗽的通用方。俞氏根据止嗽散的组方原则，对原方进行化裁，重新配制成“加减止嗽散”，其药物有荆芥、百部、杏仁、浙贝母、款冬花、陈皮、甘草7味，全方有疏风止咳、理气化痰之良效。临床上常以此方为基本方，随症加减，广泛应用于多种类型咳嗽的治疗。如风热咳嗽，与桑菊饮或银翘散合方；风寒咳嗽加防风、紫苏叶；痰浊咳嗽，与二陈汤合方；痰多气逆咳嗽，与三子养亲汤合方；肺热咳嗽加桑白皮、黄芩、枇杷叶；如燥邪伤肺、耗伤津液，见咳嗽少痰者，加沙参、麦冬、知母、玄参等。

**案例：**王某，男，35岁。1990年10月11日诊。半个月前感冒，经西药治疗后表证已除，但咳嗽频作，咳声不扬，痰白黏稠，口干喜饮，脉弦滑，舌质稍红苔白。证属风邪犯肺，肺失清肃，且内蕴痰浊略有化热。治宜疏风宣肺止咳，兼清化痰热，予加减止嗽散加味，处方：荆芥6克，百部6克，杏仁6克，蜜款冬6克，蜜兜铃6克，茯苓10克，陈皮5克，蜜枇杷叶10克，浙贝母10克，紫苏子10克，炙甘草3克。服4剂后，咳嗽明显减轻，但仍痰白黏稠。前方加桔梗6克，又服4剂后咳嗽已愈。

**按：**本例感受风邪，表证解后，余邪未尽兼痰浊内蕴，肺失宣降致咳嗽不已，故俞氏用自拟的加减止嗽散并加入具有清肺化痰、止咳降气作用的蜜枇杷叶、蜜兜铃、紫苏子等药治之，而获捷效。加减止嗽散是俞氏治疗咳嗽的经验方，其取程氏止嗽散原方的荆芥、百部、陈皮、甘草，加杏仁、浙贝母、款冬花所组成。俞教授认为，荆芥能疏风散邪，不仅表证用之，无表证咳嗽少量用之，有助于疏散肺经风邪，以达宣肺目的；百部有润肺止咳之功，是治新久咳嗽的良药。俞师又重视治咳方中理气药的应用，认为咳嗽发病，主要因肺气不利引起，故用陈皮以化痰湿、理肺气。原方的白前，因多用于肺气壅塞、痰多气逆的内伤咳喘证，俞教授常弃之不用，而加入止咳降气的杏仁和清肺化痰止咳的浙贝母，又用长于止咳作用的款冬花易原方的紫菀。由于诸药配伍得当，故加减止嗽散的止咳化痰作用优于原方，临床疗效也较原方为著。

## 痰浊犯肺注重燥湿化痰

脾主运化水谷精微和水湿，若过劳伤食，损伤脾胃，则导致脾失健运，水谷精微和水湿不能正常输布，而聚湿生痰，痰浊上壅于肺，致肺失宣降出现咳喘。前贤所谓“脾为生痰之源，肺为贮痰之器”，即是之谓。此为脾肺同病，症见咳嗽反复发作，或喘促不已，喉间痰鸣声，倦怠食少，舌苔腻白，脉滑。治宜健脾燥湿，化痰止咳。俞教授常用前杏二陈汤（二陈汤加前胡、杏仁）治疗一般痰多色白之咳嗽；用朴杏二陈汤（二陈汤加厚朴、杏仁）治疗兼见胸脘满闷之痰咳者；用款杏二陈汤（二陈汤加款冬花、杏仁）治疗咳甚痰多色白者。如伴有气逆喘促，加葶苈子、白芥子、紫苏子；体倦乏力、纳少者与六君子汤合方；若咳痰黄稠，喘急口干者加桑白皮、瓜蒌、浙贝母。

**案例**：赵某，女，61岁。1990年5月10日诊。患者有慢性支气管炎病史，咳嗽时作时止已10余年。近一周来咳嗽复作，痰色白量多，质黏稠，咯吐不利，夜寐欠佳，舌质淡红苔白而干，脉弦缓。诊为痰浊内壅，肺气不宣，治宜燥湿健脾，化痰止咳。处方：前胡6克，杏仁5克，陈皮5克，半夏5克，茯苓10克，浙贝母10克，枇杷叶10克，蜜兜铃10克，夜交藤12克，合欢皮12克，炙甘草3克。服5剂后咳嗽遂减，夜寐改善，痰量减少且易咯出，前方又续服5剂后，咳嗽自平。

**按**：本例咳嗽因痰浊内蕴，肺络受阻、宣降失司而致，故用前杏二陈汤燥湿化痰、理气止咳且和中；又症见痰黏稠，咯吐不爽，苔白而干，此为痰浊已有化热致肺燥之象，故加蜜枇杷叶、蜜兜铃、浙贝母等以清肺化痰止咳。本案标本同治，药达病所，所以应手而效。

## 气郁咳喘强调疏肝宣肺

肝与肺的关系亦甚为密切。《灵枢·经脉》云，肝经“其支者，复从肝别贯膈，上注肺”，其经络相联，功能也相互影响。肝气升发，肺气肃降，二者互相协调，互相制约，则人体气机升降正常。若情怀悒郁，忧思恼怒，肝气郁结，失其升发疏泄之能，就会影响肺气的肃降而致咳喘。俞教授治此气郁咳喘证，常用疏肝宣肺、止咳平喘法，予肝肺同治，用四逆散合三拗汤加蜜款冬、香附等。若肝郁化火，逆乘于肺，肺失清肃之权，见气逆咳喘不已，常用四逆散合泻白散加杏仁、枇杷叶、浙贝母、黄芩等。

**案例：** 林某，女，35岁，1990年10月22日诊。患者咳喘反复已2个月余，每于情绪不佳时加剧，伴胸闷不舒，两胁胀痛，舌淡红苔薄白，脉弦细，证属肝郁气滞，肺失宣降。治宜疏肝宣肺，止咳平喘。处方：柴胡6克，白芍10克，枳壳6克，炙甘草3克，蜜麻黄6克，杏仁5克，蜜款冬6克，香附6克，桔梗5克。服4剂后咳喘减轻，胸闷及两胁胀痛好转，又进原方5剂后，咳喘已愈。嘱其常服逍遥丸以善其后。

**按：** 患者咳喘伴胸闷不舒，两胁胀痛，且情绪不佳时咳喘加重，而知咳喘因肝气郁结，气机不利，气逆犯肺所致。明代李梴指出：咳喘因“七情气逆者，则以枳壳、香附顺气为先”（《医学入门·卷五》）。故俞师治疗从疏肝理肺入手，用柴胡、白芍、枳壳（易枳实）、甘草（即四逆散）疏肝理气解郁，配蜜麻黄、杏仁及甘草（三拗汤之意）宣肺平喘，并加蜜款冬、桔梗止咳化痰，加香附增强理气解郁之效。由于药中病机，故疗效显著。

## 咳嗽日久多从肺肾论治

咳喘日久，多累及肺肾两脏，出现肺、肾虚损的症候，尤以肾虚为多见。肺气虚之咳喘，每见喘促短气，汗出畏风，脉虚无力或脉大而芤。俞师临证治疗以益气定喘法，常用生脉散加黄芪、胡桃肉。古人有肺主出气、肾主纳气之说，凡肾虚不能固守于下，每至肾不纳气、气逆而上发作咳喘。常见喘促，呼多吸少，动则喘息加剧、兼见腰膝酸软，体倦乏力、脉沉细、舌淡苔白，又治以降气平喘兼补肾敛气法，方用苏子降气汤（《医方集解》所载方）加山萸肉、旋覆花、代赭石；气阴两虚之喘促者，常用生脉散与参赭镇气汤合方治疗。俞师治肾虚喘促，喜用山萸肉一药，常用山茱萸 60 克单味炖服治疗取效。其认为山茱萸不仅能补肾益精，而且有固涩敛气的作用，治肾虚喘促疗效颇佳。肾阳偏虚者，以苏子降气汤加胡桃肉、补骨脂、油肉桂等助阳纳气之药，或配服人参蛤蚧散；肾阴偏虚者用麦味地黄丸以滋肾纳气。

**案例 1：** 陈某，女，63 岁，1973 年 11 月 12 日初诊。患者得气喘病 30 多年，此次病发暴急。望病人仰卧床上，神识不清，气喘抬肩，喉间痰鸣如锯。按其脉大无根，舌苔紫黑，口干唇燥。某医院诊断为肺原性心脏病心力衰竭，中医辨证为肺肾两亏，而有气损阴耗欲脱之象。急促病家速购山茱萸（去核）60 克，浓煎予服。山茱萸性味酸温，既能滋补肝肾，又能敛气固脱，平定喘息。又予来复汤加味，处方：太子参 6 克，飞龙骨 30 克，牡蛎 30 克，白芍 18 克，炙甘草 6 克，山萸肉 60 克，紫苏子 10 克，麦门冬 10 克，五味子3克。水煎服。

二诊：翌日病家复来邀诊，并云是夜将山萸肉浓煎服后，喘息渐平。诊视舌苔紫黑转浅，脉象亦为沉数。嘱病家给配服西洋参，继进参赭镇气汤加减。处方：太子参6克，代赭石15克，怀山药15克，龙骨15克，牡蛎15克，麦门冬10克，五味子3克，牛蒡子10克。水煎服。而后又滋阴补气化痰平喘的汤方调治3个月，身体恢复健康。

**按：**本例气阴耗损现象明显，故先后进太子参、西洋参、北沙参、麦门冬、五味子等益气养阴之品，并续进大剂量山茱萸滋肾益精、敛气固脱，加服参赭镇气汤以补虚平喘，诸法配合，使危重险症，得以化险为夷。

**案例2：**金某，男，63岁，1990年2月12日诊。患有慢性支气管炎合并轻度肺气肿。上月感冒，经治疗后表证已解，但咳嗽气喘仍反复发作，且胸闷气短，动则喘促，腰酸肢怠，痰稀白量少，脉弦缓，舌淡红苔白。证属肾气虚之咳喘，治宜降气平喘兼补肾敛气。处方：苏子10克，半夏5克，当归6克，黄芪12克，陈皮5克，降香6克，川朴根5克，山萸肉12克，旋覆花6克（包），代赭石18克，炙甘草3克。服4剂后咳喘气促明显减轻。前方又续服8剂后，咳喘已平，精神转安。

**按：**俞教授对气逆喘促为主症的肾虚咳喘证，着重以降逆顺气为治，常用《医方集解》所载的苏子降气汤（苏子、半夏、陈皮、前胡、厚朴、当归、沉香、甘草）。方中的苏子、陈皮、厚朴均能降逆顺气，止咳化痰平喘；当归既善养血润燥，也兼治喘咳上气；沉香一味，因药源较缺，临床常用行气降逆的降香代之。全方合用，降气作用尤著。故本例之治，俞师选用苏子降气汤以降气平喘；因痰少稀白，且兼倦怠，故去前胡增入黄芪益气补虚，加山萸肉补肾敛气；配旋覆花、代赭石增强降气镇逆作用。本例因降气定喘兼顾补肾，故药后喘咳自平。

# 温热病治验举要

温热病是临床的常见病、多发病，大多起病急骤，传变较快，临床表现以发热为主症，且易化燥伤阴为特点。俞慎初教授指出，大凡温热病临证，须熟谙叶、吴、薛、王诸温病学家之旨，掌握卫气营血和三焦辨证大纲，并参与伤寒六经。察证审机，分辨湿热偏重、病位深浅、正邪盛衰之不同，立法用药，细致权衡，灵活运用透表、清气、祛湿、清营、凉血、滋阴等不同治法。然而温热为病，变化最速，又易化火伤阴耗液，故温病之治，以“迅速祛邪”和“顾护阴液”为临证之关键。现分述如下：

## 时发暑疟，治以清泄少阳

《素问·阴阳应象大论》云：“夏伤于暑，秋必痎疟。”夏月感受暑湿，邪郁伏于少阳，阻遏枢机，过夏而发。症见寒热如疟，午后热甚，入暮尤剧，天明得汗则减，热退又复升，缠绵日久，且伴有脘痞呕恶，舌红苔腻，脉弦数或濡数，治拟清泄少阳胆热，兼以化湿。方用清代俞根初的蒿芩清胆汤。若湿偏重，可酌加藿香、佩兰、通草等；热偏重者，方用雷氏清营捍疟法（连翘、竹叶、扁豆衣、青蒿、木贼草、黄芩、青皮）加减。

**案例：**王某，男，25岁，1975年8月11日诊。患者暑天在乡，外感发热，微恶寒，每日于上午10时前后体温逐渐上升，下午4时前后可达39℃左右。曾往医院经西医治疗，热度稍退又复升，时轻时重，有汗而热不解，缠绵数月。伴有头重胸闷，咳嗽，痰白而黏，小便如浓茶色，舌苔白，脉弦数。此乃暑湿郁遏少阳，拟清泄少阳，分消湿热，方用蒿芩清胆汤加减。处方：青蒿叶6克，黄芩6克，枳壳6克，陈皮4.5克，连翘6克，瓜蒌24克，法半夏6克，茯苓10克，碧玉散15克（包），水煎服。

上方嘱其连服5剂。每天上午8至9时左右服头煎，午后3至4时左右服次煎。5天后，热已退，后进补中益气汤加减，以善其后。随访半载，未再复发。

**按：**本例病发如疟，身热数月不退。俞师究其病起于夏令伤暑，"暑必挟湿"，为暑湿所犯。寒热如疟状，是邪郁少阳气分之证，故以清泄少阳湿热立法，用蒿芩清胆汤清胆利湿，使少阳枢机旋运，遏伏之邪外达，湿去热除，5剂而愈。又因病情延治日久，耗气伤正，故以补中益气汤善后。俞教授又重视服药时间，在邪正交争的发热时服药，不仅汤药易达病所，又有利于助正驱邪，临床易于取效。

## 暑湿中阻，旨在清热利湿

夏暑当令，暑热与湿气多相兼为病。如叶天士所云："长夏湿令，暑必兼湿"（《临证指南医案·三时伏气外感篇》），叶氏并指出，暑湿之邪若不得从表解，"暑热深入，伏热烦渴"，每每困阻于中焦阳明，常见身热不退，胸痞脘闷，渴不欲饮，少腹硬满，便闭溲赤。治法应以清热利湿为主，兼以通下。方用黄芩滑石汤或蒿芩清胆汤，酌加宣闭通下药物治之。

**案例：**林某之妻，52岁，1975年8月29日诊。患者10天前因得急性胰腺炎，经市某医院住院治疗后，现腹痛减轻，症状改善，但身热不退，以午后为剧，体温多持续于38℃至39℃之间。神色如蒙，面色潮红，且脘腹满闷，渴不欲饮，大便3天未通，小便短赤。诊其脉弦而数，舌绛。该证为湿热内结于中焦，气机不利，见脘腹满闷，渴不欲饮，便秘溲赤；热邪上迫，则神识如蒙。拟清热利湿、兼通下之法，用加味蒿芩清胆汤配服紫雪丹。处方：青蒿6克，黄芩6克，竹茹10克，法半夏4.5克，陈皮4.5克，碧玉散10克（包），枳壳4.5克，鲜瓜蒌24克，元明粉10克（分两次后入），水煎服。先送服紫雪丹1.5克。

次诊：上方服3剂后，热退，神志转清，便通溲利，胸闷亦减，察其脉和缓。因湿热尚未悉除，继以连朴温胆汤加蒌、贝。处方：黄连4.5克，川朴6克，法半夏4.5克，陈皮4.5克，甘草3克，赤茯苓9克，瓜蒌15克，川贝母6克。水煎服。连服2剂后，诸恙平复。

**按：**本例病情较为复杂，但俞师能慎察病因，又参之时令，紧扣湿热病机，以清热利湿宣闭通下法取效。然此例湿热中阻之便秘与阳明腑实之燥屎内结、腹痛拒按者迥异。此因暑湿久羁，气机闭阻，传导失司而致，故腹满便秘很少出现腹痛，治法重在清热利湿，不宜以峻剂攻下，如叶天士所云："伤寒邪热在里，劫烁津液，下之宜猛；此多湿邪内搏，下之宜轻。"所以，俞教授仅在蒿芩清胆汤中加通便导滞的元明粉和瓜蒌，是取此意也。热清湿化，大便通畅，邪有下行之路。诸症自解。

## 湿热蕴蒸，务须分清湿热

湿温病为长夏初秋之常见病。湿为阴邪，其性粘腻，故病势缠绵，经久难愈。湿热之邪常蕴蒸稽留于气分，且多以中焦脾胃为病变重心，而中气的盛衰，又取决于湿与热的不同转化。中气实则阳旺而从热化，中气虚则阳弱而从湿化。因此，临床上须分辨湿与热的孰轻孰重而论治，审病求因，然后选择苦寒清热、芳香化湿、淡渗利湿等不同治法。

**案例：** 吴某，男，46岁。患者素体阴亏，复感受湿热之邪，症见发热，头晕，耳鸣，胸脘痞闷，口渴，舌苔白腻，脉细濡数。脉证合参，脉细主阴虚，濡为湿盛，数为热炽。湿热内蕴，阴液受伤，邪热外迫，故发热口渴，头晕耳鸣，胸脘痞闷；舌苔白腻为湿重于热。拟育阴化湿清热。处方：西洋参6克（另炖冲），牡蛎24克（先煎），生鳖甲24克（先煎），生龟板24克（先煎），冬瓜仁18克，扁豆花9克，荷叶10克，竹茹10克，青蒿梗4.5克，薄荷梗2.5克。水煎服。

次诊：胸腹部出现白㾦，但未透尽，身热未解，仍照前法出入。处方：生龟板24克（先煎），生鳖甲24克（先煎），石决明24克（先煎），川朴花4.5克（后入），荷叶10克，冬瓜仁18克，北杏仁15克，扁豆花9克，沙参15克，茯苓皮9克，佩兰叶6克，水煎服。

三诊：脉象转缓，舌苔已薄，白㾦亦渐呈现，仍就前法加减。处方：西洋参4.5克（另炖），生鳖甲24克（先煎），生龟板30克（先煎），石决明24克（先煎），冬瓜仁18克，佩兰叶4.5克，扁豆花10克，茯苓皮12克，荷叶10克，薤白8克，浮海石10克，生谷芽15克，水煎服。

四诊：脉和，舌净，胸腹白疹满布，发热已解。仍主前法，以善其后。处方：生龟板30克（先煎），生鳖甲24克（先煎），石决明24克（先煎），川贝母6克，绿萼梅2.8克，刀豆壳6克，冬瓜仁18克，蜜橘红2克，炙甘草3克，茯神12克，法半夏6克，生谷芽15克，水煎服。

**按：**本例为湿热留恋气分而发白痦，如王孟英《温热经纬》所云“湿热之邪郁于气分，失于轻清开泄……而从卫分发白痦者，治当清其气分之余邪”。又因患者素体阴虚，故俞师以养阴与驱邪并举，用西洋参、鳖甲、龟板、牡蛎育阴生津，青蒿、荷叶和扁豆花以清暑透表，使阴津恢复，正能胜邪，白痦透发，以达到清热化湿、透邪外出之效。二三诊仍守前法，使湿热之邪能进一步透达，以收全功。

## 邪热入营，法当清营泄热

热入营分，为温病临床上的严重证候，以身热夜甚、烦躁、神昏谵语、舌质红绛为邪热入营的辨证要点。叶天士指出：“入营犹可透热转气”，此乃湿病邪热入营分的治疗大法，方用吴鞠通的清营汤加减。《外感温热篇》云：“营分受热，则血液受劫。”柳宝诒亦曰：“邪热燎原，最易灼伤阴液。”因此，临床治疗既要重视清营泄热这一治疗原则，又要注意热伤营阴的一面，临床上常加入甘寒养阴的花粉、芦根、石斛等，但应避免使用过于滋腻之品，而有碍于邪热的清透。

**案例：**林某，男，35岁。患者夏月感受暑热之邪，症见壮热，神志不清，时有谵语，夜寐不安，自汗，口渴，少气，右脉虚数，舌质红绛。此为暑热入心营，急用清营汤以清营泄热。处方：犀角尖6克（锉末、冲服），生地黄15克，元参10克，竹叶心3克，麦冬9克，京丹参6克，黄连4.5克，银花10克，花粉9克，连翘6克。水煎服，日分3次服，送紫雪丹2克。

次诊：服药后，身热不恶寒，神志仍不清醒，时时谵语，宜清心开窍，苦寒清热为主。处方：犀角尖4.5克（锉末、冲服），生地12克，元参10克，竹叶心3克，麦冬10克，京丹参6克，黄连4.5克，银花6克，连翘4.5克，荷叶10克，九节菖蒲4.5克，水煎服。另送服安宫牛黄丸1粒。

上方服后，神志转清，谵语已消失，续予紫雪丹以清余热之邪。

**按：**本例暑热内陷心营，见壮热，神昏谵语，夜寐不安，此为热灼营阴的重证。其治如陈伯平《外感温病篇》中所述："热邪极盛，与三焦相火相煽，最易内窜心包，逼乱神明，闭塞络脉，以致昏迷不语……闭者宜开，故以香开辛散为务。"故本例之治在清泄营热的同时配服安宫牛黄丸、紫雪丹以清心、芳香开窍。清营热和开心窍双管齐下，使神志转清，营热透解，诸症悉安。

## 余热伤阴，强调养阴透热

温病以热盛伤津，阴液损耗为主要病变特点，故温热病后期每以阴液不足和余热未清并见，常有夜热早凉，或低热不退，形瘦乏力，口咽干燥，舌红少苔，脉细数等症状，治以养阴透热法。但临床上余热与阴虚多有所偏重，以余热未清，邪留阴分为主者，用青蒿鳖甲汤加柴胡、地骨皮等；若以阴津耗伤为重者，宜雷氏清热保津法（石斛、生地、连翘、天花粉、麦冬、参叶）加减。

**案例：**任某，女，69岁，1973年10月12日诊。患者于高热之后，两个多月来低热不退。每于午后身热，至晨热退身凉，时发时止，低热久延不愈，伴有食纳减少，小便短赤，舌红且有裂纹，苔白带黄，脉沉细数。证系邪伏阴分，阴津耗损。仿雷氏法，以透热保津为主。处方：干石斛15克，麦门冬、生地黄各12克，木通3克，淡竹叶6克，甘草梢3克，鲜芦根15克，元参9克，青蒿叶6克，地骨皮6克，水煎服。3剂。

次诊：诸症均好转，仍就前方出入。处方：石斛15克，生地黄12克，沙参10克，鲜芦根15克，明玉竹6克，麦门冬10克，元参10克，青蒿叶10克，地骨皮10克，胡黄连4.5克。水煎服。

三诊：上方续服3剂后，低热已除，苔白黄已减退，舌质裂纹转浅，胃口顿开，小便增多。仍以养阴透热为治，予青蒿鳖甲汤加味。处方：青蒿叶15克，生鳖甲18克（先煎），地骨皮10克，银柴胡6克，当归身6克，知母6克，乌梅5枚，胡黄连9克，元参10克，麦门冬15克，石斛15克。煎服3剂。药后低热未再复发，诸恙尽除。

**按：**温热病后期，余热未退且阴津亏耗，顾护阴津尤为重要，故本例以滋养阴液为主，又配加透邪之品，使邪去热除阴复而病告愈。

## 伏暑晚发，重视解表清里

伏暑多因夏月感受暑邪后，未即发病，而至深秋或立冬前后，复感当令之邪而诱发的病证。虽然时至初冬季节，然而其临床并非出现风寒外感之表现，而多具有暑湿的证候特点，如初起寒热如疟，以后但热不寒，入夜尤甚，胸腹灼热，心烦口渴，大便溏而不爽，脘痞，苔腻。其发病证型又有邪在气分与邪在营分之别。此病实质上是发于初冬的暑病，正如吴鞠通《温病条辨》中指出的："长夏受暑，过夏而发者，名曰伏暑"。俞师治伏暑多采用解表清里之法，方用香薷蠲暑饮，既解表清暑，又清热利湿，运用表里同治法而取效。

**案例：**林某，男，46岁。患者因长夏感受暑湿之邪，留伏于里，至秋后发病，寒热往来，寒轻热重，口渴，心烦，头痛，自汗，苔白带黄，脉浮数。此证为伏暑晚发，其寒热往来难退，治宜解表清热利湿法，乃仿大埔林德臣治秋疟法，以辨证论治为主，采取芩连苦寒泻热之药，忌用沙参、地骨等甘寒滋腻之品，用林氏所制之香薷蠲暑饮治之。处方：香薷6克，黄芩6克，川连3克，粉葛根3克，麦冬6克，杏仁4.5克，赤茯苓4.5克，甘草2克，花粉4.5克，滑石6克，元参4.5克。如便秘加大黄4.5克。

水两碗，煎至1碗服之。

上方以热尽退为止，病者连服10余剂而愈。

**按：**本案例为治伏暑之证，以苦寒之芩、连而清里热之邪；香薷、葛根解肌表之邪，赤茯苓、滑石以利暑湿之邪，从小便而解；麦冬、元参合花粉、甘草生津止渴；杏仁宣开肺气，诸药配合，使表邪得解，里热得清，此乃俞师仿林氏立方之意也。

## 头痛辨治心得

头痛为临床常见病证，外感六淫或内伤杂病均可导致头痛。外感头痛以风邪为主，常挟寒、热、湿邪而发，外邪上犯巅顶，清阳之气受阻，气血凝滞，阻碍脉络而致头痛；内伤头痛多与肝、脾、肾三脏病变及血瘀有关。因“脑为髓海”，主要依赖于肝肾精血的濡养，而脾胃为后天之本，气血生化之源，能输布气血上充于脑，故肝、脾、肾三脏之病，皆能影响于脑而致头痛。

俞慎初教授临床论治头痛，根据头痛的病变特点，多从虚、实两类辨治。其认为，实者，每有外邪、郁火、血瘀之别；虚者，常有气血虚弱和肝肾不足之分。然后根据不同的证型特点而分别运用疏风祛邪、平肝清热、调补气血、活血化瘀、滋养肝肾诸法治疗。现分述如下：

## 疏风祛邪法

此法常用于治疗外邪引起的头痛。如起居不慎，沐浴取凉，坐卧当风，风寒湿热之邪常侵袭头部而出现头痛；此证多伴有恶风恶寒、鼻塞流涕、头痛连及项背部的外感症状特点。俞师常用善于疏风散邪止头痛的川芎茶调散加减（川芎6克，薄荷5克，白芷6克，荆芥5克，防风6克，羌活6克，细辛3克，甘草3克，加绿茶叶，水煎服）治疗。方中药量较轻，以清轻取胜。正如清·陈士铎所云：“如人头疼，法当清轻之品，少少散之，无不立效。”头项痛可加桂枝6克；两侧头痛加柴胡5克；前额痛加蔓荆子10克；巅顶痛加藁本5克。俞师认为，川芎茶调散虽是治风寒头痛的常用方，然风热头痛、风湿头痛均可在此方基础上加减应用，无需另选他法他方。如热偏重者，羌活、细辛减量，加菊花、蝉蜕、僵蚕，即为《丹溪心法》之菊花茶调散，主治风热头痛，亦可酌加蔓荆子、桑叶、连翘之类。湿偏重者，加藁本、苍术等。

**案例：**李某，女，32岁，1992年8月6日诊。患者近日来头痛，微恶风寒，鼻流清涕，鼻塞，舌苔薄白，脉浮。证属外感风寒头痛，治以疏风解表法，方用川芎茶调散加减。处方：川芎6克，薄荷5克，白芷6克，荆芥6克，防风6克，羌活6克，藁本6克，细辛2克，甘草3克，另加绿茶一小撮。服3剂后，头痛愈。

**按：**感受外邪之头痛，虽有风、寒、湿、热偏胜之分，但以风邪所犯为最多见。正如《素问·太阴阳明论》中指出："伤于风者，上先受之"，风邪侵袭人体，易先从头部患病。所以在治疗上，俞师遵李杲"凡头痛皆以风药治之"之旨，抓住疏解风邪这一关键，以川芎茶调散作为治疗外感头痛的主方，方中川芎是治外感头痛之要药，该药能行血中之气，祛血中之风，上行头目；白芷、防风、羌活、细辛、荆芥均为辛温散寒、疏风止痛的药物；薄荷以清利头目，甘草调和诸药；茶叶有清上降下之性，诸药配合，具有疏风邪，止头痛之效，然重在疏风祛邪。

### 平肝清热法

凡头痛日久，风邪留滞，郁而化火，时时发作的偏正头痛；或七情内伤，五志过极，久而郁热化火，复被风邪所袭，火热上壅，阻滞清空之络而所致的头痛，均可应用此法治疗。此类头痛，一般时作时止，常于春季加剧，头痛偏于两侧，伴有口苦口干，脉弦数。方用清上蠲痛汤加减（川芎、白芷、羌活、独活、麦冬、黄芩、防风、当归、蔓荆子、菊花、细辛、钩藤、葛根、柴胡、甘草）。方中辛温、辛凉、清热诸种药物配合，治风邪留滞化火的头痛，疗效较好。年久头痛常配用验方：石仙桃60克，鸡蛋或鸭蛋一个（针刺几十个小孔）同炖，蛋、汤均服，效果更佳。

**案例**：陈某，男，38岁。1992年5月28日诊。患者偏头痛已3年余，反复不已，时痛在左侧，时痛在右侧，常于情绪不佳时发作。伴有头晕腰酸，胸闷不舒，口干，入夜难寐。舌边稍红苔薄白，脉弦数。证属肝经风火头痛。治宜平肝祛风佐以清热法。处方：川芎6克，羌活6克，白芷6克，麦冬（朱砂拌）12克，甘菊花6克，黄芩5克，防风5克，当归5克，蔓荆子10克，五味子5克，细辛1.5克，钩藤10克，粉葛根10克，柴胡6克，甘草3克，服5剂。

二诊：药后头痛明显减轻，但夜寐欠佳，口干，脉弦数，舌边红苔薄白。仍守前法。处方：川芎6克，羌活6克，白芷6克，麦冬（朱砂拌）15克，甘菊花6克，黄芩5克，蔓荆子10克，酸枣仁12克，五味子5克，钩藤10克，粉葛根10克，柴胡6克，夜交藤12克，合欢皮12克。又服10剂后，头痛消失，夜寐改善。

**按**：清上蠲痛汤是明代龚廷贤《寿世保元》中所载治头痛药方，原方辛散药物居多数。俞教授为了增强其平肝祛风的治疗作用，去掉原方性味辛热温燥的干姜、苍术等物，加入柴胡、葛根、钩藤，组成治疗肝经风火头痛的新方——加减清上蠲痛汤，此方集中了治少阳、阳明、太阳经头痛的川芎、羌活、白芷；配以祛风散邪的防风、细辛、独活、葛根；又用菊花、钩藤、蔓荆子、黄芩清热平肝、清利头目；柴胡疏肝解郁；麦冬养阴生津；甘草和中。全方具有清热、平肝、祛风、解郁的综合作用。故用于治疗肝经郁火或风邪久滞化火慢性头痛，确有较好的效果。俞师临床上又常用石仙桃单方配合治疗。石仙桃性凉，味苦微酸，具有“敛阴降火，平肝息风”的功效（《福建药物志》），是福州地区民间治头晕头痛的单方。俞师曾用加减清上蠲痛汤配合石仙桃单方，治愈多例慢性头痛患者。

## 调补气血法

平素体虚，气血不足，亦是导致头痛的常见病因。气虚即清阳不升，浊阴不降，清空不利；或营血亏虚，不足上荣于脑，脑髓失养，均能发生头痛。其临床表现头痛绵绵，并伴有精神倦怠，四肢乏力，面色无华，胃纳不佳，舌淡苔白等一派虚象。治疗以调补气血为主。偏气虚者，可用补中益气汤加川芎、蔓荆子、藁本；偏血虚者，用尤在泾的加味四物汤（当归9克，川芎6克，熟地15克，白芍12克，蔓荆子9克，菊花6克，黄芩5克，甘草3克）治疗。

**案例：**郑某，男，53岁，教师，1992年6月1日诊。患者头痛绵绵已3年余，时发时止，且精神倦怠，头目昏蒙，四肢乏力，授课时自觉精力不足。平素易于感冒，食欲不振。诊之脉细弱，舌质淡苔白。证属气虚头痛，拟益气升阳法，方用补中益气汤加川芎、藁本、麦谷芽。处方：黄芪15克，党参12克，白术10克，毛柴胡6克，升麻5克，当归6克，陈皮5克，藁本6克，川芎6克，麦谷芽各15克，炙甘草3克。水煎。

上方服5剂后，头痛减轻，精神改善。又嘱其续服5剂以善其后。

**按：**俞师治疗气血虚损之头痛，着力于补益气血，使体内气血平复，脑有所养，头痛自然消失。俞师还常嘱病家在服药时，可配合用单味西洋参炖服，或食物调补，以增强体质，促进痊愈。

## 活血化瘀法

瘀血性头痛，常因头部受外伤，瘀血内停，或因情志内郁，气血凝滞，脉络阻塞不通。此类头痛多经久不愈，反复发作。痛处固定不移，时有针刺样疼痛。舌质紫黯，或舌边有紫斑，脉弦细涩。治以活血化瘀法，俞教授常用王清任的血府逐瘀汤化裁（当归尾、川芎、赤芍、生地黄、桃仁、红花、怀牛膝、枳壳、元胡、丹参、柴胡、粉甘草）。俞师指出，此法也适用于治疗部分慢性头痛。对于迁延日久的头痛，审证时凡有血瘀征象的，如头痛如针刺，且痛有定处，舌质黯红有紫斑，脉细涩等，便可放胆使用。

**案例：**刘某，女，38岁，1992年1月16日诊。去年头部受外伤后，头痛经常发作，多在右侧头痛，痛剧时如针刺样。经自服止痛片类，头痛未能控制。诊其脉弦细涩，舌质瘀紫苔薄白。证属外伤性血瘀头痛，治以活血化瘀法，以血府逐瘀汤加减治之。处方：干地黄15克，当归尾5克，川芎5克，赤芍12克，柴胡6克，桃仁6克，川红花5克，怀牛膝15克，枳壳6克，丹参12克，元胡9克，钩藤10克，粉甘草3克。水煎服。

二诊：服4剂后，头痛明显减轻，但疼痛时有发作，疼痛程度已有改善。病人夜寐稍差，舌脉如前。上方加酸枣仁12克，远志6克。续服5剂后，头痛已愈。

**按：**外伤性头痛，治以活血化瘀法，此为临床医者所常用之治，然日久头痛也可采用此法。叶天士有云："初痛在经，久痛在络，以经主气，络主血。"王清任亦有"久痛入络即瘀血"之说。头痛日久，气血功能失调，气滞血瘀，脉络不通而痛，故采用活血化瘀法，每获良效。但俞师强调临床辨证要精确，瘀血征象须细察，方能药证合拍，应手取效。

### 滋养肝肾法

阴虚头痛，临床以肝肾阴虚为常见。阴虚亏损，一者髓海空虚，脑部失养而出现头痛。另者因肝肾不足，阴血亏损，水不涵木，阴不敛阳，虚火上扰清空导致头痛。此类头痛多偏于两侧，每伴有眩晕，耳鸣，腰膝酸软，失眠，盗汗，舌红少苔。方用杞菊地黄丸加减（钩藤，甘菊花，枸杞，生地黄，粉丹皮，怀山药，泽泻，茯苓，山萸肉，蔓荆子，天麻）。

**案例：**林某，男，32岁，1988年3月10日诊。头痛且有眩晕，反复发作半年余，伴精神疲乏，四肢倦怠，时有腰酸，胃纳不佳，口燥咽干，失眠，入睡则身有汗出。诊其脉弦细略数，舌质红苔少。此为肝肾阴虚之头痛，治宜滋养肝肾法。处方：钩藤10克，甘菊花6克，枸杞12克，明天麻10克，生地15克，元参12克，山萸肉10克，茯苓12克，泽泻10克，怀山药12克，丹皮10克，酸枣仁10克，夜交藤10克，水煎服。

二诊：服3剂后，头痛头晕减轻。前方去泽泻、钩藤，加五味子3克，荞麦20克。又服5剂后，头痛已愈，余症未再出现。

**按：**杞菊地黄丸为六味地黄丸加枸杞、甘菊花组成。六味地黄丸为补阴名方，再加枸杞、甘菊以补肝肾，清头目。正如陈士铎所云："补肝又补肾，子母相资，自然上清头目"。俞师指出，临床上头痛一证常伴随他证出现，或多种病因夹杂并见，头痛程度不一。因此，临证应详审病机，分清主次，灵活应用，不可拘于一方一药一法。

## 神志病证的诊治特色

神志病，是临床上以神志活动异常为主要表现的病证，如癫狂、痫证、惊悸、怔忡、脏躁、不寐、郁证、痴呆等。神志病的发生，与七情过极和脏腑气血“内伤”有直接关系。人的情志变化异常，不但会扰乱心神，出现神志方面的病证，而且会影响人体阴阳、气血失调和脏腑功能紊乱；反之，体内阴阳、气血的失调和脏腑疾病，也是神志病的常见病因。俞慎初教授临床辨治神志病证，多从痰论治，认为神志的异常，多因体内脏腑气机失调而内生痰浊流窜、心窍受蒙所致，故临床既重视涤痰或化痰配合开窍宁心安神诸法的运用，又注重调理脏腑、流通气机的整体治疗。以下列举几种常见病证的治验。

### 痫证治验

痫证，又名癫痫，是一种发作性神志失常疾病。痫证的发生，临床多认为由于先天因素，或后天七情过极，饮食及劳役过度，造成脏腑功能失调，痰浊阻滞，气机逆乱，风阳内动所致。发作时多具有突然、短暂、反复的特点，其病情也往往出现虚实夹杂、本虚标实的复杂证候。历代医家多从惊恐、积痰、火郁等方面进行辨证论治。然《丹溪心法·痫》指出痫证之发生，“非无痰涎壅塞，迷闷孔窍”。俞教授临床治痫证，每师此旨，多从痰辨治。认为痫证的形成，或因七情失调，或外邪所干，或饮食劳倦、脏腑受损而致，每以痰浊蒙蔽心窍为痫证发病的直接因素。因此，临床治痫应着重在于治痰。俞师常用涤痰汤加琥珀、远志、茯神等宁心安神药物治疗。若肝火偏盛者，则去人参，加龙胆草、石决明、地龙干、山栀；脾胃虚弱者，常加白术、山药、扁豆等；痫证日久耗伤肝肾之阴，可加枸杞、山萸肉、熟地等以滋补肝肾。

**案例：**张某，男，18岁，1990年4月12日诊。患者3岁时因跌伤头部后而致癫痫证。每年经常发作2~3次。发作时头部疼痛，随即四肢抽搐，尖叫一声昏倒仆地，口吐痰涎，数分钟后苏醒如常人。近2年来发作频繁，今年已发作多次。常服鲁米那、安定之类药物控制病情。10天前痫证又发作1次。患者胸闷痰多，口干口臭；大便干结，2~3天通便一次；舌质红、苔白，脉细数。此为蕴痰化热上蒙心窍之痫证。今值间歇期，治宜涤痰开窍，清热安神，拟涤痰汤加减。处方：（1）制胆星6克，陈皮5克，半夏6克，茯苓10克，石菖蒲5克，浙贝母10克，枳壳6克，竹茹10克，琥珀5克，龙胆草6克，朱砂拌麦冬15克，石决明24克，瓜蒌15克。5剂，水煎服。（2）琼花20克，地龙20克，小春花15克，煎汤代茶饮。（3）明矾6克，郁金30克，共研细末为丸如绿豆大，每次服3克，每日2次。

4月19日二诊：上药服后精神好转，胸闷、口干口臭减轻。大便已通，每天1次。仍守原法。处方：制胆星6克，浙贝母10克，石菖蒲5克，陈皮5克，半夏6克，琥珀5克，龙胆草6克，朱砂拌麦冬15克，石决明20克，远志肉5克，杭白芍10克，地龙干15克。5剂，水煎服。

5月3日及5月10日患者又两次复诊，前方又连服10剂。

药后精神转佳，诸症悉除。随访 1 年，痫证未再复发。

**按：**本例系头部受外伤后致痫证。患者时值幼年，元气尚弱，因跌仆惊恐，致心气逆乱，痰浊蕴伏化热，复因饮食起居失于调摄，痰浊随气机逆乱而蒙蔽心窍发作痫证，故用涤痰汤去党参、枣、姜，加龙胆草、琥珀、浙贝母、麦冬（朱砂拌）、石决明等以豁痰、开窍、宁心兼清热，获得良效。附方中的明矾、郁金研末为丸，即《永类钤方》中的白金丸，功能豁痰安神定痫。俞师又以经验方琼花（即昙花）、小春花（即阴地蕨）、地龙煎汤代茶，增强定痫作用。3 方配合，相辅相成，效果更著。故治疗后痫证未再复发。

## 惊恐治验

惊恐症是由于脏腑功能失调、阴阳气血亏虚，忽受情志内伤或恐惧惊吓而诱发的一种神志失调的证候。俞慎初教授认为，本病多有本虚标实、虚实夹杂的证候特点，本虚则患者素体气血亏虚或心气不足，标实系内蕴痰热扰心。所以俞师指出，临床诊治惊恐症，应区分虚实，虚者多责之心肝，《诸病源候论》有“心虚则惊，肝虚则恐”之说；实者，每治之以痰，如《红炉点雪》所云：“惊者……痰因火动”。故俞师善从心肝两脏和痰浊方面进行辨证论治，则以调理气血治其本、祛痰宁心治其标的标本并治之法而取良效。

**案例：**陈某，男，63 岁，1992 年 9 月 3 日诊。患者一星期前因骑自行车外出，途中忽疑有歹徒拦截，随即惊恐万分，大声呼救，弃车逃出。返家后仍惶惶不安，心惊胆颤，惧怕歹徒又来扰乱，终日坐卧不宁。患者素常胸闷不舒、目涩、大便干结。夜晚心烦难寐，面部烘热潮红，时有梦呓。诊其脉弦细数，舌质稍红，苔腻微黄，布苔不匀。证因阴虚内热、痰火上扰心神而致。治宜养阴清肝，祛痰宁心。处方：石决明30克，水牛角15克，干地黄15克，杭白芍12克，丹皮12克，代赭石18克，小春花10克，陈皮5克，茯苓10克，制胆星6克，天竹黄6克，炙甘草3克。水煎服，3剂。并配服牛黄清心丸，每晚1丸，分2次服，又嘱其家属设法购买羚羊角，以取代方中水牛角1药。

9月7日二诊：药后惊恐减轻，精神好转，但夜寐欠安，心悸烦躁。前方去水牛角，加羚羊角3克（磨冲），远志肉6克，酸枣仁12克，五味子3克。水煎服，7剂。同时配服牛黄清心丸。

9月21日复诊：惊慌恐惧已明显改善，神情安定，夜寐转佳，大便已通调。但胃纳较差，夜寐梦多。舌质稍红白腻，脉弦缓。太子参15克，茯苓10克，白术6克，扁豆10克，陈皮5克，怀山药15克，炙甘草3克，佩兰6克，荷叶10克，莲子肉15克，夜交藤15克，合欢皮12克，地龙干15克，小春花10克。水煎。服4剂后惊慌恐惧症状消失，余无异常。

**按：**本例惊恐症患者，入夜面部烘热潮红，心烦难寐，且目涩、大便干结，脉弦细数，舌苔腻微黄，可见此证由于肝阴不足，虚火偏盛，灼津为痰，痰火上扰心神而致惊恐不安，故俞师着重以养阴清肝、祛痰宁心为治。方中羚羊角（初诊用水牛角）、石决明、代赭石、丹皮、小春花（即阴地蕨）善清肝热、定心神；干地黄、白芍养肝阴；又用导痰汤诸药（去枳实、半夏）加天竹黄，既可理气祛痰，又能清心定惊；配服牛黄清心丸以增强清心定惊作用。诸药配合，其清肝祛痰、宁心定惊的疗效显著。故三诊后惊恐症状消失。

## 神志失常治验

俞慎初教授认为，神志的异常，多属体内脏腑的病变。就脏腑功能而论，心藏神，肝藏魂，肝与心包同属厥阴经，所以人的精神神志活动除了心主神外，与肝的关系也甚为密切。肝气条达，气机调和，则心情舒畅，神志清楚，语音清晰。如肝疏失常，则易引起情志的异常。俞师临床上曾用治肝法治疗因惊恐而引起的神志异常证。此类病证，每因惊恐后耗伤心阴，导致肝肾阴液不足，木失濡润，肝胆之火常挟痰热上扰神明，因而出现头痛失眠，坐卧不宁，性情急躁，两目怒视，语无伦次，大便秘，脉弦大，舌红苔黄腻等症候，治以泻肝清火、涤痰宁心法，常用龙胆泻肝汤或当归芦荟丸与温胆汤合方加减治疗。

**案例：**林某，男，38岁。1974年8月20日诊。患者半年前带学生到郊区劳动，因遇塌方受惊后引起神志失常。家属带其就诊时，患者躁乱不安，时而两目直视，自言自语，又诉晚上睡眠不安，多做恶梦，大便秘结，小便短赤。诊其脉弦而有力，舌苔黄腻。此乃肝胆实火挟痰热为患，先以泻肝清热为治，拟予龙胆泻肝汤配服当归芦荟丸。处方：①龙胆草4.5克，小木通4.5克，建泽泻4.5克，北柴胡4.5克，车前子12克，生地黄12克，粉甘草3克，山栀子5克，条黄芩4.5克，当归身6克，2剂，水煎服。②当归30克，（酒洗），龙胆草30克（酒洗），山栀子30克，黄芩30克（炒），黄连30克（炒），黄柏30克（炒），大黄15克（酒洗），青黛15克（水飞），芦荟15克，木香6克，麝香1.5克。上药合研末和蜜为丸，每次服15克，开水送下。

二诊：前方服2剂后，二便通利，神志稍安，火势稍敛，继以涤痰泻火、养心安神法治之。方用十味温胆汤加蒌、贝、胆星。处方：太子参10克，全瓜蒌30克，干地黄10克，法半夏6克，蜜橘红4.5克，白茯苓10克，川贝母10克，枳壳45克，酸枣仁10克（炒），远志3克，五味子3克，胆星3克，竹茹绒10克，炙甘草1.5克，生姜3片，红枣2枚。清水2碗，煎至1碗，日服2次。

三诊：上方连服3剂后，精神显著好转，烦躁和夜寐欠安均有改善。再诊时，察其苔仍黄浊，又予以蒌贝温胆汤加佩兰、荷叶，以祛痰泻火，升清降浊，使黄浊之苔得化。处方：全瓜蒌30克，川贝母10克，淡竹茹10克，枳壳6克，茯苓10克，法半夏6克，陈皮4.5克，胆星3克，生甘草3克，佩兰叶6克，荷叶10克。水煎服。嘱其连服至浊苔退为止。

四诊：上方连服五剂，浊苔尽退，后以甘麦大枣汤，当茶饮服，取其甘缓之法。处方：生甘草4.5克，北小麦10克，红大枣3枚。水煎代茶饮服。

随访半年，未见复发。次年暑假返榕，据其爱人告诉，一切正常，且已恢复工作。

**按：**本病由于受惊引起，此乃诱因，而平日寡语鲜言，抑郁过度，致心气不足，复因肝气郁结，肝胆实火随之而作，故先以龙胆泻肝汤、当归芦荟丸泻其实火；继以十味温胆汤加蒌、贝、胆星，以涤痰泻火，养心安神，使烦闷、急躁得解，但舌苔浊腻未去，故用蒌贝温胆汤加佩兰、荷叶，以祛痰泻火且化湿浊，使浊苔退，火势戢。最后以甘麦大枣汤当茶饮，取甘缓之法，“肝苦急，急食甘以缓之”，“心病者，宜麦食养之”的治疗方法，且三药合用，甘润滋养，有养心安神，和中缓急之效。

## 癫狂证治验

癫与狂均为精神失常的病证。癫证表情淡漠，沉默痴呆，语无伦次，静而少动为特征；狂证是以狂躁不宁，妄行骂詈，躁动多怒为特征。二者虽有区别，但病机可以相互转化，故多以癫狂并称。其病因常由于七情所伤，或思虑过度，或悲喜交加，恼怒惊恐，导致脏腑功能失调及气火痰瘀产生，痰火上扰，心神被蒙所致。临床多从气、痰、火、瘀诸方面辨证论治。俞慎初教授于20世纪50年代曾运用活血化瘀、理气解郁法，治愈1例癫狂证患者。现载录如下：

**案例：**俞某，男，15岁，1950年2月8日诊。患者在某中学初中部肄业，因期考逼近，熬夜苦读，又虑准备不及，忧思过度，致精神失常，少卧不饥，语无伦次，甚则哭笑詈骂，挥拳顿足。察其舌苔白厚带黄，脉弦而带滑。此证由于痰火郁结，气血凝滞所致。治以活血化瘀，理气解郁为治，予癫狂梦醒汤。处方：桃仁6克，柴胡6克，木通6克，赤芍6克，腹皮6克，陈皮6克，桑叶6克，香附4.5克，青皮4.5克，紫苏子10克，天竺黄6克，粉甘草6克。水煎服。

二诊：前方服3剂后，神识稍定，但仍烦不得眠，大便秘结。当以安神和胃，通便泻火为主，改与酸枣仁汤及半夏秫米汤加味。处方：酸枣仁10克，抱木神10克，知母6克，生甘草3克，半夏4.5克，远志2.5克，龙齿12克（先煎），牡蛎12克（先煎），北秫米一撮（包）。水煎服。并嘱晚间睡前吞服当归芦荟丸15克。

**按：**本证为思虑过度，痰火郁结，气血凝滞所致，仿王清任法，以活血逐瘀，理气平郁为治，故先用癫狂梦醒汤，继以安神和胃、通便泻火为主，改与酸枣仁汤、半夏秫米汤及当归芦荟丸，使便通火泻而得眠，神识也渐复常。癫与狂虽有区别，但又密切联系。本例轻则语无伦次，重则詈骂顿足，为癫与狂并存。俞教授在辨证论治上，紧扣癫、狂的轻重缓急不同，虑其癫中有狂，狂中有癫。狂系重证，首投以活血化瘀、理气解郁的癫狂梦醒汤治之；癫系轻证，继投以酸枣仁汤合半夏秫米汤，并配以当归芦荟丸，意在安神和胃以调脏腑，通便泻火以涤痰火，俾痰火既无再生之源，又无稽留之地，此为治病求本之举。

## 痰厥治验

痰厥之证，多为平素形盛气弱之人，嗜食甘肥之品，脾胃受伤，运化失常，聚湿生痰，痰浊内蕴，气机不利。由于日积月累，气滞痰阻，偶因惊恐或恼怒，致气机逆乱，痰随气生，上蒙清窍，而卒然眩仆昏厥。临床常见患者喉中有痰声，或呕吐涎沫，呼吸气粗，如《儒门事亲》所云："有涎如拽锯声在咽喉中为痰厥"。俞教授诊治此证，针对患者素有多湿多痰的证候特点，运用豁痰开窍安神法，以涤痰汤加减治疗。

**案例：**王某，男，13岁。1994年8月22日诊。患儿5日前因受惊后，随即神志出现异常，言语不清，继而四肢厥冷，昏倒不醒人事，几分钟后苏醒逐渐恢复正常。患者平素痰多，色白而黏，不易咯出，口渴喜饮，四肢有麻痹感。治宜豁痰开窍安神法，拟涤痰汤加减治之。

处方：清半夏4.5克，陈皮4.5克，枳实6克，茯神10克，竹茹9克，菖蒲3克，郁金5克，胆星5克，瓜蒌15克，珍珠母20克。水煎服，3剂。

二诊：1994年8月25日，药后患儿精神转安，痰浊已减少，但四肢仍有麻痹感，自觉耳鸣，口干，舌质暗红，脉数。仍按前方出入。处方：瓜蒌15克，浙贝母6克，茯苓10克，陈皮4.5克，半夏4.5克，竹茹9克，麦冬9克，珍珠母20克，琥珀3克，石菖蒲3克。水煎服，3剂。

三诊：耳鸣已除，余症明显减轻。仍有痰，舌苔黄白相兼，舌尖红，脉滑数。处方：半夏4.克，茯神10克，竹茹9克，琥珀3克，牡蛎18克（先煎），石菖蒲3克，珍珠母20克，水煎服，3剂。另送服猴枣散1瓶。上方服后，诸症已除，昏厥未再发作。

**按：**厥证，临床常见有气厥、血厥、痰厥、食厥、暑厥等几种。本例属痰厥，证因素体痰涎壅盛，湿浊内停，偶因受惊，致气机逆乱，痰蒙心窍，而卒然昏厥。又症见痰黏不易咯，口渴喜饮，而知痰郁化热，故用温胆汤化痰清热，又加郁金、胆星、菖蒲、瓜蒌、琥珀等味，以顺气、豁痰、开窍、安神。因方药对证，故昏厥未再发作。

## 胸痹心痛的治疗经验

胸痹心痛是中医的病名，最早见于张仲景的《金匮要略》一书，以胸膺部憋闷疼痛、气短、心悸为主要症状，类似于现代医学的冠心病心绞痛。俞慎初教授认为，虽然胸痹心痛的病变机理较为复杂，但临床总以“本虚标实”乃最常见。因该病多见于中老年人，年老体衰正气不足，脏腑功能低下是其内因，例如心气虚、心阳虚等，虚则血脉温运无力而瘀滞；标实，即指因气滞、痰浊、血瘀、寒凝而导致心脉痹阻，不通则痛。所以俞师临床治疗本病，不离“补虚”与“通脉”两法，且根据具体病情，权衡以“通脉”为主，或是以“补虚”为主，或寓“通脉”于各法之中。用药时又注意掌握温阳而不伤阴，活血而不破血，益气而不滞气，养阴而不滋腻，在临床中获得满意的疗效。常用治法有以下几种：

## 理气活血法

此法常用于治肝气郁结而致的胸痹心痛。清·沈金鳌《杂病源流犀烛》云“七情之由作心痛”，指出此证患者多有情志抑郁，胸胁胀痛，烦闷不适，善太息，胸痛每因情志不畅而诱发或加重，或兼见脘胀、嗳气等。俞师以柴胡疏肝散合活络效灵丹加减治疗。常用药物有毛柴胡、枳壳、赤芍、香附、归尾、川芎、桃仁、丹参、郁金等。

**案例：**陈某，男，62岁。胸部闷痛已3年多，初起胸胁胀闷不舒，近半年来胸闷且心前区时时作痛，伴有心悸、嗳气、纳差，上月经省某医院诊为冠心病。诊其脉弦细，舌淡红苔白，舌边有瘀斑。处方：毛柴胡6克，枳壳6克，赤白芍各12克，川芎5克，香附6克，丹参15克，桃仁6克，郁金10克，归尾5克，川三七6克（分冲），川朴6克，粉甘草3克。水煎。服7剂后，胸闷心痛均有减轻，仍按上方去川三七，加麦谷芽各15克，嘱服7剂。患者又复诊3次，均按上方加减，计服20余剂后，病情稳定，胸部闷痛未再发作，心悸消失。

**按：**本例因情志失调，导致气机不畅，进而气病及血，出现心脉瘀阻而见胸痹心痛。俞师治疗，以疏肝理气的柴胡疏肝散加减配合丹参、桃仁、归尾、三七、郁金等活血祛瘀、行气止痛的药物治疗。全方有调畅气机，活血通络之功，故取得较好疗效。

## 益气活血法

此法常用于心气虚之胸痹心痛患者的治疗。气为血之帅，血脉运行有赖于心气推动。心气虚则运血无力而易发胸痹心痛之疾。症见心前区闷塞疼痛，短气乏力，精神疲惫，自汗懒言。舌淡胖，有齿痕，苔薄，脉虚细缓或结代。俞师治以补益心气、活血通络法，方用保元汤（黄芪、人参、甘草、肉桂）与活络效灵丹或血府逐瘀汤合方加减。常用药物有黄芪、党参、桂枝、丹参、当归、炙甘草、桃仁、赤白芍、元胡、川芎、酸枣仁、五味子等。

例 1：翁某，女，60 岁。胸部心前区疼痛已两周，痛甚彻背，伴心悸气短。旧有冠心病史，时作时缓。本次发作时，曾在市某医院进行综合治疗，病情未见稳定，前来门诊求治。患者形容憔悴，精神倦怠，动则汗出，舌淡苔白，脉细缓。证属心气不足，血滞心脉。治以补益心气，活血通络。处方：黄芪 15 克，党参 15 克，桂枝 6 克，丹参 15 克，当归 10 克，桃仁 6 克，川芎 6 克，熟地 15 克，赤白芍各 12 克，元胡索 10 克，酸枣仁 12 克，五味子 6 克，炙甘草 5 克，水煎服。

二诊：服 5 剂后，精神好转，胸闷心痛已减。乃以益气宁心、活血通络法善其后。处方：黄芪 15 克，党参 15 克，白术 10 克，茯苓 12 克，丹参 15 克，当归 10 克，桃仁 6 克，赤白芍各 12 克，元胡 10 克，酸枣仁 12 克，五味子 6 克，炙甘草 5 克。又连服 15 剂后，随访未见复发。

**按：**本例患者年事已高，正气素虚，心气不足，心脉则运血乏力，血行瘀滞而致心痛。俞师以保元汤中的黄芪、党参补益心气，以桂枝易肉桂，配炙甘草甘温益气、通阳行滞；又用活络效灵丹的丹参、当归（去乳香、没药）配以桃仁、赤芍、熟地、白芍、枣仁、五味子等，共奏活血祛瘀、养血宁心之功。全方合用，补心气又兼通心脉，且气血双调，标本兼顾，故疗效满意。

例2：林某，男，51岁，1964年12月15日诊。患者有多年的高血压、冠心病史，近日自觉胸部闷塞感，时作眩晕，伴精神困倦，四肢乏力沉重之感，口咽干燥，夜寐梦多，诊其脉沉涩，舌质红绛而根部有薄白之苔。证属气虚血瘀之胸痹，且有肝肾阴虚之候。先以益气活血祛瘀法，除其胸痹，处方：黄芪30克，桃仁6克，红花4.5克，川芎3克，当归身6克，白芍10克，干地黄12克，桔梗3克，怀牛膝6克，甘草3克，水煎服。

二诊：上方服8剂后，胸闷明显减轻，精神顿爽，夜梦减少。继以滋补肝肾、平肝潜阳法为治。处方：石决明15克（先煎），龟板15克（先煎），枸杞10克，麦门冬10克，元参10克，丹皮6克，干地黄12克，女贞子15克，五味子3克，水煎服。

上方连服10剂后，身体恢复，病情基本稳定。

**按：**本例因素有高血压、冠心病史，近日胸闷发作，故先以益气活血祛瘀法，缓解其胸痹之症状，后以滋阴潜阳法而收功。心肾兼顾，施治灵活。

### 祛痰宣痹法

此法适用于痰浊中阻、胸阳不振之证。患者多体形较为肥胖，常有胸闷胸痛，时缓时剧，且多因阴雨天气加重或诱发，伴有肢体倦怠，咳唾痰涎，恶心纳呆，舌苔白腻，脉象沉弦。俞师每以瓜蒌薤白半夏汤与二陈汤合方加减治疗。常用药物有瓜蒌、薤白、半夏、陈皮、厚朴、枳壳、丹参、桃仁、红花、赤芍等。

例1：张某，男，57岁。患者系旅居印尼华侨，素有高血压、冠心病史，常以西药控制病情。近日返乡省亲，因旅途劳累，生活欠调，致胸闷心痛发作而来求诊。察其体形较胖，行走气促，自诉心前区闷痛，痛甚彻背，平素痰多。按其脉沉弦，舌淡红边有瘀紫，苔白腻。证属痰浊闭阻，胸阳不宣，心脉瘀滞，治宜祛痰通阳法。处方：瓜蒌15克，薤白6克，半夏9克，茯苓12克，陈皮6克，枳壳6克，郁金10克，川朴5克，元胡10克，桃仁6克，丹参12克，莱菔子10克。水煎服。

上方服5剂后，病情基本稳定，胸痛明显改善，痰浊减少。上方去川朴，加赤白芍各12克，薏苡仁12克，又服10剂后，胸闷心痛基本消失。为稳定病情，乃嘱其带药回国续服10剂。

**按：**本例痰浊中阻，胸阳不振，致胸部隐痛，痛甚彻背。俞教授以瓜蒌薤白半夏汤祛痰散结，通阳宣痹；又配合二陈汤加枳壳、川朴，增强理气、燥湿、祛痰之功效。俞师指出，痰阻心胸者，易于气滞血瘀，导致痰瘀互结于心脉，故在应用祛痰宣痹法时，应配合活血祛瘀之品，方称良方。本例治疗，即运用痰瘀同治之法，方中加入丹参、桃仁、郁金、元胡等药，以达活血祛瘀、通络止痛之目的，配合祛瘀药物而取效。

例2：卓某，女，73岁，1977年8月2日诊。患者主诉胸部闷痛已有年余。初时胸中痞满，半年后胸闷且痛，胸部压抑，多梦善惊，时有心悸，纳食渐减，痰多色白兼黄，颜面及下肢偶发浮肿，二便自调。曾经省某医院心电图检查，诊断为“冠心病、心绞痛”。望其面部微浮，色滞面暗，声低息弱。舌苔薄白，根部苔厚带黄，脉象细数。证属痰浊内蕴，胸阳不振，治宜通阳宣痹，祛痰宁心。处方：干瓜蒌30克，苏薤白6克，法半夏6克，桂枝5克，陈皮6克，丹参12克，桃仁6克，太子参12克，黄芪15克，元胡索10克，酸枣仁12克，茯神（朱砂拌）12克。7剂，水煎服，并嘱配服毛冬青片，每次3片，每日3次。

二诊：1977年8月9日。药后胸部闷痛稍减，痰亦转稀，苔垢薄黄。拟按前法，前方去桂枝，易以赤白芍各10克，活血凉血而止痛；去茯神。酸枣仁易以（朱砂拌）麦冬，安镇灵台而养阴降火，另加茯苓皮15克，行水而消肿，7剂。仍配服毛冬青片，用量如前。

三诊：1977年8月16日。胸闷痛已明显减轻，痰量减退，精神稍好，浮肿亦差，舌苔根黄已转白，再守前法进退。处方：太子参15克，黄芪15克，丹参15克，赤白芍各10克，干瓜蒌30克，苏薤白6克，法半夏6克，茯苓皮15克，麦冬（朱砂拌）15克，元胡索10克。7剂。并嘱其续服毛冬青片3个月。

自1977年8月下旬以后，至1983年5月追访，上证未见复发，经市某医院心电图复查大致正常。

**按：**盖胸中为阳气宣发之所，今痰浊内蕴，胸阳不振，气血郁滞，气郁不通，故患者出现胸闷而痛；血滞失荣，故面色晦暗，胸阳不振则声低息弱，且年高患者，本气自虚。俞教授治之以祛痰通阳宣痹，又配以益气通络法而取效。

## 活血通阳法

《素问·脉要精微论》云："脉者，血之府也……涩则心痛。"血为气母，瘀血痹阻则气机不利。肺主气，居胸中，气滞则出现胸中闷塞之候；血瘀不行，不通则痛。其痛有定处，或痛如针刺样。多有唇舌暗晦、舌边有瘀斑、脉涩或结代等瘀血之征可见。俞师常治以活血祛瘀、通阳宣痹法，用加减活络效灵丹（丹参、赤芍、乳香、没药）合瓜蒌薤白半夏汤治疗。

**案例：**林某，男，46岁，1976年9月6日诊。患者得冠心病，血瘀心痛，且有高血压病史。一年来在当地医院就诊，症状未见明显改善，花费不资，要求治疗。细察其胸脘闷痛，时有刺痛感，伴头痛，纳食减少，舌暗红苔黄腻，脉沉弦。血压20/13.3kPa。该证为血瘀心痛，伴肝阳上亢。当先活血祛瘀止痛，佐以清肝降压为治。拟先予加减活络效灵丹化裁。处方：丹参10克，赤芍10克，乳香6克，没药6克，百合10克，乌药10克，川芎4.5克，白芷6克，豨莶草15克，夏枯草15克，水煎服，3剂。且配服葛根片，每次2片，每日3次。

二诊：药后诸症均有减轻，再以加减活络效灵丹合瓜蒌薤白半夏汤出入治疗。处方：丹参10克，赤芍10克，乳香6克，没药6克，瓜蒌24克，薤白6克，半夏6克，百合10克，乌药10克。水煎服6剂。另用夏枯草15克，煎汤代茶饮，每日1服。

三诊：患者心、胸痛已止，经当地县医院透视："心脏未见扩大，主动脉瓣增宽"。血压：20/14.7kPa 舌苔黄白相兼，脉细数。治以清肝泻火为主。处方：丹参10克，百合

10克，乌药10克，夏枯草15克，桑寄生15克，粉葛根10克，芍药10克，白菊花10克，甘草3克。水煎服。

四诊：患者又复诊1次，仍按3诊处方出入，共服6剂后，诸证均见减轻，舌苔白带黄，脉弦数。处方：丹参10克，百合10克，乌药6克，葛根10克，北山楂10克，川芎4.5克，白芍6克，菊花10克，甘草3克，水煎服，3剂。另夏枯草每次15克，水煎代茶。3剂。

五诊：药后患者各种症状均消失。苔黄亦退，脉转平缓，仍按前方出入。处方：丹参10克，百合10克，乌药6克，葛根10克，北山楂10克，川芎4.5克，白芍6克，菊花9克，甘草3克，枸杞12克。水煎服，3剂。

**按：**本例瘀血痹阻之心痛证，俞师用活络效灵丹以活血祛瘀止痛，又用瓜蒌薤白半夏汤通阳宣痹，调畅气机。二方配合，共奏祛瘀通脉、行气止痛之功。

### 温阳活血法

此法适用于心阳亏虚之胸痹心痛证。患者素体阳气不足，或心气不足发展而为阳气亏虚。由于心阳亏虚，温运无力而血行瘀滞；又阳虚生寒，致寒凝心脉，心脉痹阻不通而见胸闷心痛。患者每于天冷时心痛易于发作或加剧，且神倦形寒，喜热畏冷，心悸气短，手足不温。舌质淡胖，苔白而滑，脉虚细迟或结代。俞教授治本证常用温阳益气，活血通络法，以保元汤（黄芪、人参、炙甘草、肉桂）配合当归四逆汤加减治疗。常用药物有黄芪、党参、桂枝、附子、当归、川芎、赤白芍、元胡、丹参、郁金、桃仁、红花等。若见面色唇甲青紫，汗大出，四肢逆冷，脉沉微欲绝者，此乃心阳欲脱之危候，应重用党参（或用红参）、制附子，加煅龙骨、煅牡蛎，以回阳救逆固脱。如心阳亏虚兼有脾肾阳虚者，常用保元汤合右归饮加减治疗，兼补心脾肾之阳气。

**案例**：朱某，男，72岁，1994年1月13日诊。患者频发胸前区闷痛已5年多，经市某医院诊为冠心病。近日出现阵发性胸痛，伴心悸气短，面色苍灰，神倦形寒，四肢欠温，面目略浮肿。脉沉细，舌淡胖舌边紫斑苔白。证属心阳不足，脉络瘀滞。治以益气温阳，活血通脉。处方：黄芪15克，党参15克，桂枝6克，淡附片3克，白术9克，当归6克，川芎6克，赤白芍12克，丹参15克，元胡10克，桃仁6克，泽泻12克。水煎服。

二诊：上方服7剂后，胸部闷痛及心悸气短已基本改善，面浮肿消失，精神好转，脉沉细数，舌淡胖舌边紫斑苔白。仍守前法。处方：黄芪15克，党参15克，桂枝6克，淡附片3克，白术6克，当归6克，川芎6克，赤白芍各12克，丹参15克，元胡10克，桃仁6克，川郁金10克，酸枣仁12克，泽泻10克，水煎服。患者复诊两次，上方服8剂后，胸部闷痛及心悸气短已基本改善，面浮肿消失，精神好转。

**按**：心阳亏虚往往是心气不足的进一步发展，或寒凝心脉而损伤心阳。心阳虚则鼓动无力，血脉失于温运而痹阻不通发为心痛。故俞师以参、芪、桂、附等，补心气、益心阳；又配以丹参、桃仁、元胡、川芎、赤白芍、当归等药，理气通脉、活血和血。本治运用温阳活血法而获较好疗效。

俞教授指出，本病多虚实夹杂，临床上应认真辨证，详审证候的虚实、标本的缓急，及阴阳气血的偏盛偏衰，而灵活运用扶正祛邪，或通补兼施的不同治法，不能一味采用活血祛瘀法或一味猛补。总之，应以“通”而不伤其正气，

“补”又不助其瘀滞为要务。

## 眩晕治验举要

眩晕是目眩和头晕的总称，因临床上这两种症状常同时出现，故多合称之。眩晕最早见于《内经》，如《灵枢·卫气》有“上虚则眩”、《素问·至真要大论》有“诸风掉眩，皆属于肝”等记载。《内经》以后，历代医家对眩晕的病因病机认识不一，刘完素从“火”立论，张从正和朱丹溪以“痰”辨治，李杲则认为眩晕是“脾胃气虚，痰浊上逆”所致，张景岳更倡“无虚不能作眩”之说等。俞师指出，眩晕的致病之因，虽较为复杂，但不外如清代陈修园所概括的“风”“火”“痰”“虚”诸种，其临床证候尤以肝阳上亢、气血亏虚、痰湿中阻、肾精不足为多见。治疗方面，因本病每有本虚标实的病机变化，故临床应注意补虚泻实，调整阴阳，并权衡标本缓急，随机应变。现举俞师临证验案说明如下：

### 水不涵木案

李某，男，65岁，1991年7月23日初诊。患者经常眩晕且伴有头痛、咽疼、口干、耳鸣、尿赤已多年，症状逐渐加剧。近一周来眩晕发作，经市医院检查，诊断为高血压冠心病。患者来诊时，面色泛红，腰酸而痛，血压27.5/14.7kPa。舌绛苔少，脉弦细数。此证为肝肾阴虚，水不涵木，肝阳上亢所致，当治以滋水涵木，平肝潜阳法。处方：太子参15克，白芍12克，五味子3克，黑元参12克，干地黄15克，麦门冬15克，丹参15克，夏枯草15克，黄芩6克，珍珠母30克，牡蛎30克。

另用天麻12克，向日葵12克，和鸡蛋1个炖服，每日1次，连服7日。

二诊：7月30日。服前药7剂，症情明显好转，纳食已增，血压降至21.3/10.7kPa。仍照前方加减，再服6剂。

三诊：8月5日。前方药服6剂后，症趋向愈，理当守法，进参麦杞菊六味地黄汤，固其气阴。处方：太子参15克，麦门冬15克，枸杞子12克，白菊花6克，怀山药15克，山萸肉10克，茯苓10克，黑元参12克，干地黄12克，粉丹皮10克，泽泻10克。

四诊：8月15日。前方药服10剂后，诸症消失，血压恒定，易汤剂为杞菊地黄丸，早晚各服10克，空腹服用，并配合毛冬青片常服。

**按：**清代林珮琴《类证治裁·眩晕》指出："肝胆乃风木之脏，相火内寄，其性主动主升……或由高年肾液已衰，水不涵木，或由病后精神未复，阴不吸阳，以致目昏耳鸣，震眩不定。"指出肾阴亏虚，不能养肝，木少滋荣，阴不维阳，常常导致肝阳上亢，而发作眩晕，本例兼有腰酸而痛，且其面赤、舌绛、脉细数，皆由阴虚火旺所致。俞师治以滋水涵木、平肝潜阳法，标本兼顾，庶几取效。

## 痰湿中阻案

陈某，男，38岁。1993年2月1日诊。患者眩晕时作时止已3年余，近一个月来，眩晕较常发作，且有旋运之感，旋剧手足厥冷，时有短暂的昏不知人，移时即醒。平素胸闷痰多，恶心呕吐，胃脘时有不适，夜寐梦多。脉象沉滑，舌淡红苔白腻。93年1月27日经省立医院作脑血流图提示“左侧颈内动脉供血不足”。此属痰浊内蕴，清阳不升，治宜燥湿健脾，祛痰息风法。处方：清半夏9克，陈皮6克，茯苓12克，天麻10克，白术10克，双钩藤12克，地龙干12克，石决明15克（先煎），阴地蕨10克，石菖蒲6克。每日1剂。水煎服。

二诊：2月15日。前方服7剂后，眩晕已消除，诸症皆退，病人精神尚好。又按上法方继服7剂以善后。

**按：**本例因平素痰浊内蕴，上蒙清窍，而发作眩晕，故以半夏白术天麻汤加味治疗。方中半夏燥湿化痰，陈皮理气化痰，茯苓、白术健脾祛湿，天麻息风止晕；又配以平肝息风的石决明、钩藤、阴地蕨、地龙干和化湿、豁痰、开窍的石菖蒲，诸药配合共奏燥湿健脾、祛痰息风之效。

## 肝阳偏亢案

刘某，58岁，福清市二轻局干部，1992年6月22日初诊。3个多月来，经常发作眩晕，且时有头痛，头痛以两太阳穴处为甚，呈闷胀感。伴午后低热，体温常持续37.5℃~38℃之间。脘胁部时觉闷痛，口苦口干。小便淡黄，大便自调。患者形体较壮实、肥胖，精神尚好，声高息粗，脉弦数有力，舌苔微黄。素有高血压病史。5月2日经当地医院作血脂测定：总胆固醇6.2mmol/L，甘油三酯2.0mmol/L，β-脂蛋白4.2g/L，高密度脂蛋白胆固醇1.2mmol/L。血压29.3/13.3kPa。证属肝胆湿热、肝阳偏亢，治以清热平肝利胆之法。处方：柴胡6克，黄芩10克，煮半夏9克，青陈皮各5克，青蒿叶10克，夏枯草15克，石决明（先煎）30

克，枳壳6克，川朴根5克，葛根10克，粉甘草3克。水煎服，每日1剂。另配服复方丹参片，每次2片，每日3次。

7月20日二诊：前方汤药连服10剂后，眩晕头痛明显减轻，低热已除。血压降至21.3/12kPa。舌质略暗红苔白，脉弦数。处方：双钩藤12克，明天麻10克，甘菊花6克，干瓜蒌15克，薤白6克，半夏9克，夏枯草15克，石决明（先煎）20克，三七粉（分冲）6克，丹参15克，楂肉12克。又嘱服5剂后，诸恙基本改善。

**按：**患者素体阳盛，肝胆湿热内蕴，致长期低热不退。肝胆之火偏旺，阳升风动，上扰清窍，则发为眩晕头痛；少阳胆经行头之两侧，故头痛偏两太阳穴处。舌苔微黄，口苦口干，脉弦数，小便黄，均为肝胆湿热之候。俞师先以清热平肝利胆之法，清泄肝胆热邪，重在驱除病因，二诊以平肝息风潜阳为治，且佐以通络，以达到眩晕的基本改善。

## 肝郁挟邪案

陈某，女，75岁，1958年11月12日诊。患者年老丧子，忧郁伤肝，兼感风热之邪而发。初起寒热往来，全身酸痛，前医误认纯为外感之病，治疗无效。症见烦躁不寐，头晕目眩，两胁作痛，饥不思食，大便秘结，小便短赤，脉象沉弦，舌苔薄白。因肝郁挟邪，发于外则寒热往来，全身酸痛；发于上则烦躁不寐，头晕目眩；发于中则两胁作痛，饥不思食；发于下则大便秘结，小便短赤。治宜疏肝泄热，和解表里，予丹栀逍遥散加减。处方：柴胡3克，白芍4.5克，丹皮4.5克，黑栀3克，薄荷1.5克，当归4.5克，茯苓4.5克，白术4.5克，甘草2.4克，郁金4.5克，元胡4.5克。水煎服。

复诊：前方服2剂后，头晕目眩减轻，寒热消失，余症均瘥，但两胁部仍痛，予以旋覆花汤加味，着重宣通脉络，调血理气。处方：旋覆花4.5克（包），茜草根3克，青葱管7寸，当归须3克，白桃仁4.5克，柏子仁10克，郁金4.5克，川楝子10克，元胡索4.5克。水煎服。

三诊：服前方3剂后，大便通利，两胁痛减，改与小柴胡汤加减以和解之。处方：柴胡3克，党参6克，白芍4.5克，炙甘草1.5克，煮半夏6克，郁金4.5克，生姜3片，大枣2枚。水煎服。

上方服2剂后，胁痛得除，身体恢复正常。

**按**：本例眩晕证由于肝郁挟邪所引起。患者因情志所伤，肝气郁结，气郁化火，复感风热外邪，内外邪热相因为病，阳升风动，上扰清空而致眩晕，所以俞师用疏肝泄热、和解表里法，以丹栀逍遥散加减治之。方中柴胡既能疏肝，又可解表里；芍药能平抑肝阳以止眩晕；丹皮解血热；黑栀泻里热；薄荷散风热；当归养肝润燥滑肠；茯苓、白术渗湿补脾；郁金行气解郁；元胡索理血止痛；甘草和中。诸药配合，使肝郁得舒，里热得清，风热可解。复用旋覆花汤加味，以宣通脉络，调血理气，故服两剂后，眩晕减轻，大便通利，胁痛亦减。再以小柴胡汤加减以和解之，病得而安。

### 脾气虚弱案

刘某，女，28岁，1994年1月13日初诊。眩晕反复发作已多年，近3日来时觉头晕目眩，动则晕剧欲吐。患者素体较差，精神倦怠，四肢乏力，纳食量少，前胸及胃脘部时有冰冷感，常泛清涎。大便稍干，每日1次。舌淡红苔白，脉细。证属气虚眩晕，以补脾益气为治。处方：党参15克，黄芩 15 克，白术 10 克，茯苓 12 克，半夏 6 克，陈皮 5 克，白芍 12 克，双钩藤 12 克，天麻 10 克，鸡肫花 12 克，炙甘草 3 克。水煎服。

1 月 20 日二诊：上方服 7 剂后，眩晕明显减轻，诸症均有改善。舌淡红苔白，脉沉细。仍按前法。处方：党参 15 克，黄芪 15 克，白术 10 克，茯苓 10 克，煮半夏 9 克，陈皮 6 克，白芍 12 克，双钩藤 12 克，天麻 10 克，鸡肫花 12 克，麦谷芽各 15 克。水煎服。

1 月 25 日三诊：上方服 5 剂后，眩晕已除，精神好转，大便仍干，每日一次。脉细，舌淡红苔白。处方：党参 15 克，黄芪 15 克，白术 10 克，茯苓 10 克，煮半夏 9 克，陈皮 6 克，白芍 12 克，双钩藤 12 克，天麻 10 克，麦谷芽各 15 克，火麻仁 15 克。

服 5 剂后，纳食已增，精神尚好，诸症已除。

**按：**本例为气虚眩晕症，患者素体脾胃气虚，清阳不展，清气不能上荣于脑，而致眩晕。如《灵枢·口问》所述："上气不足，脑为之不满，耳为之苦鸣，头为之苦倾，目为之眩"。明代王绍隆《医灯续焰》也指出："清阳者，气也。气不足则不能上达，以致头目空虚，而眩晕时作矣。其脉必大而无力，散漫空松之象也，谓之气虚眩晕亦可"。本例之治，俞教授以六君子汤加黄芪益气健脾和胃，重在治本；佐以双钩藤、天麻、白芍平肝息风止晕，以治其标。鸡肫花，即省沽油科的野鸦椿花，是福州地区常用治眩晕的草药。据《中药大辞典》载，该药甘平无毒，主治"头痛眩晕"。俞师常用该药配合施治，以增强原汤方的疗效。

# 临证调治脾胃经验

俞慎初教授重视脾胃在人体中的作用，临证善于调治脾胃，通过脾胃功能发挥，以促进体内脏腑的协调和身体的恢复。俞师指出，中医认为脾胃为“后天之本”，“五脏之本”，人体的生长发育及脏腑的功能活动，都时刻离不开脾胃所化生气血的供养。同时脾与他脏的关系密切，上与心肺，下与肝肾，无论在生理上或病理上均有相互依存，相互影响的关系。脾脏之病，常病及他脏，或导致全身性病变；他脏之病亦能及脾。所以俞师临床上常运用调治脾胃方法，增强脾胃的功能，从而协调五脏之间关系，同时改善气血化生与输布，促进机体功能的恢复，使疾病逐渐向愈的方面转化。现结合验案数则，介绍俞师调治脾胃的部分经验。

## 痰浊眩晕　治以健脾燥湿、升清降浊

脾胃同居中焦，乃人体升清降浊之枢纽。脾主升清，输布精微，化生血液；胃主降浊，保证着食物的消化和传导。若脾胃功能失常，升清降浊无权。脾不升清则水谷精微无以化生，聚湿为痰，痰湿中阻，导致清阳不升、浊阴不降，发为眩晕。因此，凡眩晕有痰浊内蕴证候者，俞师常用二陈汤、陈半六君汤及半夏白术天麻汤等方随证化裁而获良效。

**案例一：** 林某，女，40岁。患者近半年来时觉头晕目眩，视物眩晕，且头重如蒙，耳鸣不聪，胸闷不适，时吐痰涎，痰多而色白，咳嗽气促，纳食减少，其脉弦滑。证属脾失健运，痰湿中阻，痰蒙清阳而作眩晕。治以健脾、燥湿、祛痰为主，拟二陈汤加味。处方：清半夏6克，结茯苓9克，盐陈皮4.5克，漂白术9克，绿枳壳6克，制胆星6克，蜜款冬6克，蜜紫菀6克，粉甘草3克。3剂，水煎服。

二诊：服药后眩晕改善，胸闷咳痰亦减。前方显效，仍就原方再进3剂，病乃得平。

**按：**本例因脾失健运，聚湿生痰，痰浊上泛，清窍不利，而见眩晕。如《丹溪心法》所云："无痰不作眩"，提示眩晕证常由痰浊所致，故俞师以健脾、祛痰并治，用二陈汤燥湿祛痰以和中，加制胆星、枳实等药增强陈皮、半夏的祛痰及和胃降浊作用，加漂白术助茯苓健脾及运化水湿之力，使脾得健运，升降斡旋复常，痰湿无以生，眩晕得愈。

**案例二：**王某，女，55岁，1992年1月7日诊。患者反复头晕已2年余。2年前因精神受刺激后，经常出现头晕、健忘，视物时双眼似有重影。表情淡漠，语言謇塞，四肢乏力，动则汗出，夜寐欠佳，夜间常辗转难眠。曾在市医院治疗，拟诊为震颤麻痹症，后又转送其他医院诊治，经该院治疗后病情未见明显好转，经X光检查，提示颈椎退行性病变。患者要求服中药治疗。现仍感头晕如蒙，胸闷恶心，痰多色白，精神困倦。舌淡胖苔百腻，脉细数。证属痰浊中阻之眩晕，治宜健脾燥湿，祛痰止晕，用涤痰汤加减。处方：陈皮5克，清半夏6克，结茯苓10克，制胆星6克，水牛角（先煎）10克，地龙干15克，阴地蕨6克，远志肉6克，石菖蒲6克，双钩藤12克，天麻12克，夜交藤12克。3剂，水煎服。

1月13日二诊：药后头晕减轻，夜寐改善，仍守前法。处方：水牛角（先煎），制胆星6克，盐陈皮6克，茯苓10克，半夏6克，远志6克，石菖蒲6克，双钩藤12克，天麻12克。水煎服。7剂。

2月20日复诊：现头晕基本好转，语言已流利，但四肢乏力，夜寐欠佳，二便尚调。脉缓，舌质淡红苔薄白。前方加减。太子参12克，黄芪15克，白术6克，当归身6克，陈皮5克，正琥珀6克，珍珠母（先煎）20克，夜交藤12克，合欢皮12克，远志6克，五味子3克，地龙干20克，小春花10克。水煎服。

又服4剂后病情基本稳定，头晕已愈。

**按：**痰浊是致晕之病因，但与脾虚有直接关系。脾虚运化失职，水谷不化精微，既能生湿，又能生痰，痰湿阻滞经络，清阳不升，清窍失养而致眩晕，故脾虚是致病之本，故俞师治本例先予涤痰汤加减，以燥湿祛痰为主治其标，复诊时又加入参、芪、术健脾益气药物治其本。俞师指出，健脾是针对生痰之源，因为脾气健旺，运化正常，则痰湿不易生。实践证明，健脾是治痰湿眩晕的基本方法。

## 脘胁疼痛　法当疏肝解郁、理脾和胃

脾的运化、胃的受纳传导与肝的疏泄功能正常与否有密切关系。当肝失疏泄、横制脾土时，务必疏理肝气，使肝木得以条达，这是治疗脾胃病的重要一环。若肝失条达，气机不畅，木旺乘土，将影响脾胃功能的正常发挥，临床常见胃脘胀痛，且痛连两胁、胸闷嗳气、泄泻便溏的“肝胃不和”或“肝脾不和”证候。以疏肝解郁、理脾和胃为常用治疗方法，方用四逆散、柴胡疏肝汤加减。

**案例一：**陈某，女，30岁，街道工人。患者数月来胃脘时常疼痛，常于每天上午10时、下午4时左右发作，且痛连两胁，胸脘胀闷不舒，嗳气吐酸。经市某医院X光钡透诊为胃及十二指肠溃疡。近日大便秘结，口干微苦。其脉象弦数，舌质淡红。此为“肝胃不和”之证，治宜疏肝解郁、理脾和胃，以四逆散加味。处方：毛柴胡6克，杭白芍6克，粉甘草3克，京丹参6克，瓜蒌仁10克，潞党参12克，左金丸5克，（分2次以药汤送服）。

上方服3剂后脘胁疼痛著减，泛酸亦平，原方续服3剂，以巩固疗效。

**按：**胃脘疼痛的病因有多种，不仅要辨明寒热虚实，也应考虑肝气郁结对脾胃的影响。临床上对胃脘疼痛，痛及两胁且有肝气郁滞证候者，俞师每以疏理肝脾入手，而获满意疗效。

**案例二：**陈某，男，43岁，1992年5月4日诊。胃脘隐隐作痛已3天，患者4年多来经常出现胃脘部隐痛，但进食后疼痛未能减轻，且胀闷不舒，痛引两胁，纳食减少。胃痛常于劳累时发作。1991年11月28日经市某医院X光钡餐透视提示为“胃小弯溃疡”。舌淡红苔白，脉弦细。证属肝气犯胃，治以疏肝理气和胃止痛。方用四逆散合金铃子散加味。处方：（1）毛柴胡6克，杭白芍12克，绿枳壳6克，延胡索6克，川楝子12克，盐陈皮5克，川朴根6克，茯苓10克，当归身6克，麦谷芽各12克。水煎服，5剂，每日1剂。（2）配服补中益气丸，每次9克，每日2次。

5月11日复诊：药后胃脘疼痛明显减轻，近日夜寐欠佳。仍守前法，按前方加减。处方：毛柴胡6克，白芍12克，绿枳壳6克，粉甘草3克，川楝子12克，元胡索10克，陈皮5克，川朴根6克，茯苓10克，麦谷芽各12克，夜交藤12克，合欢皮12克。水煎服，5剂，每日1剂。另配服补中益气丸。

5月18日三诊：药后胃痛已愈，夜寐转佳。俞师仍以5月11日方再予4剂，以巩固疗效。

**按：**患者胃脘疼痛的同时伴有胃脘及胸胁胀闷不舒，且痛引两胁。两胁为肝经循行部位，肝经病变常出现胁痛。如《景岳全书·胁痛》所云："胁痛之病本属肝胆二经，以二经之脉皆循胁肋故也。"又因肝主疏泄，性喜条达。患者平素心烦性急，胸闷嗳气，而知其肝气失于畅达，横逆犯胃，而出现胃脘疼痛，且痛引两胁。故俞师以疏肝理气和胃法治之，用四逆散疏肝理气，以麦芽、谷芽、陈皮、茯苓、川朴等药理脾和胃。诸药配合，条畅气机，疏肝和胃，使胃痛得解。

## 崩中漏下　重视补脾固本、益气摄血

女子以血为本，血的生成和运行，有赖于脾胃的化生和脾气的统摄。若素体脾虚或饮食劳倦损伤脾气，致气虚下陷，统脾无权，冲任不固，从而出现经期大量下血或淋漓不断的崩漏证，故俞教授治疗崩漏证注重调补脾胃以固后天之本，常用归脾汤、补中益气汤加龙、牡、胶、艾等收涩止血之品治之。

**案例：**林某，45岁，教师。患者素体虚弱，每次月经来潮，出血量均较多，色淡质清稀。本月因家务操劳，月经来量多且延期未尽，身体倦怠，气短懒言，精神疲乏，食量减少。舌质淡，脉细弱。证属中气不足，脾失统摄，治宜补脾固本，益气摄血。方用补中益气汤加味。处方：绵黄芪15克，潞党参10克，当归身6克，盐陈皮5克，漂白术10克，北柴胡5克，绿升麻3克，炙甘草3克，正阿胶10克（烊化），山萸肉10克，煅龙牡各30克，5剂，水煎服。药后上症改善，经血渐止，嘱其再服3剂，以收全功，随访数月，其经量已基本恢复正常。

**按：**沈目南《金匮要略注》云："五脏六腑之血，全赖脾气统摄"。脾虚则统摄无权，血不归经而崩中漏下，故以补脾益气之法，用补中益气汤治之。方中黄芪、党参、白术、炙草健脾益气、固经止血；佐以陈皮理气和胃，柴胡、升麻助参芪益气升提之力；当归身和增入的山萸肉、阿胶，能补阴养血且有止血作用；配龙骨、牡蛎以达固涩止血之效。诸药合用，使脾胃强健，血得统摄，归经而止。

## 脾虚浮肿　务须健脾利湿、理气消肿

脾为中土，有运化水湿、促进水液代谢的功能，如因外湿伤脾或久病伤脾，致脾气虚弱；或平素饮食不节，生冷太过，湿蕴于中，脾为湿困，则脾失健运，导致水湿停滞，泛于肌肤，发为水肿，故《素问·至真要大论》有"诸湿肿满，皆属于脾"之说。临床表现除肢体浮肿外，多有身体重着而困倦，胸闷纳呆，小便短少，舌苔白腻，脉沉缓。治宜健脾利湿之法，常用五苓散、五皮饮等。

**案例：**郑某，女，45岁。患者数月来肢体明显肿胖，体重从原有的70余公斤渐增至80余公斤。时觉胸闷不舒，体重困倦，行走气促，小便短少，食欲不振。经市某医院内科检查诊为内分泌功能失调。诊其脉缓，舌苔白厚。证属脾虚湿阻，运化失司，小便短少，水湿难于下行，水溢肌肤，导致肌体浮肿，治以健脾利湿，理气消肿。拟五苓散、五皮饮合方加减，并配服鸡胵茅根汤治之。处方：（1）茯苓皮10克，制陈皮4.5克，木猪苓10克，漂白术10克，桑白皮12克，地骨皮12克，五加皮12克，赤小豆15克，建泽泻12

克，北楂肉12克，薏苡仁15克，水煎服，10剂。间日服1剂。(2)鸡内金15克（生杵碎），於术10克，白茅根60克。先将茅根入锅，加水5大碗，用文火煎，以茅根沉至锅底为度，取药汤碗半为鸡内金、於术的头煎水，再取碗半为次煎用，余汤代茶饮。每日1剂，连服20剂为1疗程。

患者服药2个月后，浮肿已消退，体重已减至70公斤左右，诸恙亦悉除。

**按：**本例脾虚肿胖，俞师运用健脾利湿法而获良效，选用五苓散、五皮饮合方，功能利湿消肿，理气健脾，另配服鸡胵茅根汤以增强其药效。鸡胵茅根汤中茅根最能利水，鸡内金一名鸡胵，具有消导之力，於术健脾燥湿。诸药配合，共奏健脾、利湿、消肿之效。

## 形寒多衣　运用调补脾胃、益气升阳

俞师临床治形寒畏风，卫气不固证，常以调补脾胃入手。因脾胃为升降之枢，脾以阴土而升于阳，胃以阳土而降于阴。脾胃功能正常，则升降有序，从而“清阳出上窍，浊阴出下窍，清阳发腠理，浊阴走五脏，清阳实四肢，浊阴归六腑”，以维持人体的正常生理功能。然升降之机，又取决于脾的健运、阳气的生发。若脾胃虚弱，则清阳不能生发而见神倦乏力，食少懒言，卫外不固呈清冷之象，时觉洒淅恶寒。俞师常用健脾、益气、升阳之法治疗脾阳不升的形寒畏风、重衣不暖证。该病临床上以形寒怕冷、食少、倦怠为主要表现。方用补中益气汤加减。

**案例一：**林某，女，54岁。1990年3月12日初诊。患者素形寒畏风，易于感冒，自觉背部常有冷气自下而上，虽重衣也不觉暖。就诊时正值阳春三月，仍以棉衣裹身。且体怠乏力，食少，口渴喜热饮，少气懒言。脉缓，舌淡苔薄白。此为脾胃虚弱，脾阳不升、卫外不固之证。治宜健脾益气，升阳祛寒。处方：毛柴胡6克，杭白芍10克，漂白术6克，软防风6克，绿升麻6克，太子参15克，绵黄芪12克，淡附片3克，桂枝尖5克，炙甘草3克，麦门冬15克。5剂，水煎服。

3月19日二诊：药后形寒畏冷明显减轻，其余症状均有改善。仍按原法。处方：毛柴胡6克，杭白芍10克，漂白术6克，软防风6克，绿升麻6克，太子参15克，绵黄芪12克，淡附片3克，桂枝尖5克，当归身6克，炙甘草3克，水煎服。5剂。

3月25日三诊：药后形寒畏冷已明显改善，棉衣已脱去。前方又继服7剂后，诸恙悉平。为巩固疗效，嘱其常服补中益气丸。

**按：**本例虽重衣着身，但无兼见腰膝酸软冷痛、五更泄或下利清谷、小便清长等脾肾阳虚证候，而以形寒怕冷，食少倦怠为主症，俞教授则诊之为脾胃虚弱，脾阳不升，卫气不固所致，用补中益气汤调补脾胃、生发脾阳而取效。另加淡附片、桂枝，助主方温阳散寒。本例治疗着重补脾益气以升阳，使卫外得固，畏寒恶风自愈。

**案例二：**陈某，女，48岁。患者近两三年来，每于天气未冷，则自觉形寒畏风，须比常人多加衣服，才觉暖和，至夏日亦是如此。经多家医院治疗，以桂、附等温热之药治疗未能见效。患者平素体倦纳少，口淡不渴。舌苔薄白，脉象细而缓，右脉浮而无力。此为脾胃虚弱，清阳不升，卫气不固之证。治以补脾温中，升阳益气，予补中益气汤加附子。处方：吉林参6克（另炖），绵黄芪30克，淡附片6克，漂白术10克，当归身10克，制陈皮4.5克，毛柴胡6克，川升麻4.5克，炙甘草3克，水煎服。

次诊：上方服10剂后，形寒畏风有明显好转，仍按前方加减。处方：吉林参6克（另炖），绵黄芪30克，淡附片5克，漂白术10克，当归身10克，制陈皮5克，毛柴胡6克，川升麻4.5克，山萸肉20克，炙甘草3克。续服10剂，以善其后。

**按：**临床上治阳虚形寒证，多以温中回阳祛寒为常法，对于脾胃虚弱所致的卫外不固之形寒者，每从调理脾胃为治。《脾胃论·饮食劳倦所伤始为热中论》有云："脾胃之气下流，使谷气不得升浮，是春生之令不行，则无阳以护其荣卫，则不任风寒，……此皆脾胃之气不足所致也。"本例应用补中益气汤加附子治疗夏日形寒多衣证，该方功能调补脾胃，升阳益气，加附子之辛热，有回阳散寒之功。本例之治，以补脾升阳为主，且配以温阳，方药对证，组方合理，故服10剂以后，形寒畏风明显好转。可见其治取良效，妙在运用得法。

## 胆囊炎、胆石症治验

俞慎初教授临床善治肝胆，重视肝胆气机的调理。认为肝胆以气机郁滞、湿热内蕴致病为多见。胆为中清之腑，内寄相火，与肝互为表里，肝胆以疏利通降为顺。若肝胆气郁，疏泄通降失常，易导致湿热蕴滞，胆道不利，胆汁郁积，出现胸闷口苦，脘胁胀痛如灼，尤以右侧脘胁部疼痛为甚，常伴有嗳气泛恶，溲赤便结，或兼见黄疸，或热灼胆汁成砂石。此证多见于胆道感染或胆石症患者。俞教授指出肝胆气郁、湿热蕴结是本证的病变重点，治疗应根据气郁、湿热和砂石诸病情的孰轻孰重，而着重运用疏肝利胆、清热利胆或化结排石治疗，尤其应以通腑利胆为先。

俞慎初教授善用经验方“加味五金汤”治疗胆囊炎、胆石症。该方的主要药物有：金钱草 30 克，海金沙 15 克，鸡内金 10 克，金铃子 10 克，川郁金 10 克，玉米须 15 克。全方具有清肝利胆、化结排石的功效。方中重用清热利胆排石的金钱草为主药，并配以海金沙、玉米须。3 药合用，清肝利胆、利水退黄排石的作用较强，这 3 味药用量均在 15~30 克，较其他药物用量为多，体现本方旨在使胆道畅通，消除郁滞，以利于郁积或胆石的排出。方用鸡内金，是取其消石化结作用。俞教授甚为赏识清代张锡纯用鸡内金治瘀积的经验，张氏《医学衷中参西录》曾记载：“无论脏腑何处有积，鸡内金皆能消之”，鸡内金的化坚消石之功，已为医家们所重视。俞师临床治胆石症，鸡内金是必用之药。方中金铃子、川郁金，能疏肝泄热，行气解郁止痛。又据报道，郁金有加速胆汁分泌、促进异物排出的功效。全方合用，清肝利胆、化结排石的作用显著，故用于治疗急性胆囊炎，或慢性胆囊炎急性发作、胆道结石，多可获满意疗效。

加味五金汤是以金钱草、海金沙、鸡内金、金铃子、川郁金、玉米须等 6 味为主药，临床上常根据具体病情随症加减。如以肝胆气郁为主者，方中去玉米须，金钱草减为 15 克，并与四逆散合方治疗；大便秘结者加大黄或元明粉；右上腹疼痛较甚者加元胡索、白芍、甘草。俞师以加味五金汤为主方随症加减，应用于临床，不但能使患者的病情很快得到控制，症状改善，而且部分胆石症患者，治疗后经超声波复查，胆内结石已消失。以下介绍验案数则。

**例一：**林某，男，60余岁，1984年8月从印尼回国前来就诊。患者侨居印尼40余年。近4年来患胆囊结石症，经常出现右胁部胀痛，多在清晨四五点左右发作。因年老不愿手术，此次以家乡甲子年灯会，特返回国观光时，前来求治。患者右胁疼痛时缓时剧，小便色黄如茶。当地医院超声检查诊为胆囊结石。仍以加味五金汤治之。处方：金钱草30克，海金沙15克，鸡内金10克，金铃子10克，川郁金10克，京丹参12克，绵茵陈15克，山栀子6克，川黄柏6克，制大黄10克（便通即停用）。水煎服。每日1剂。嘱其连服30剂。并以金钱草、玉米须各20克，水煎代茶，每日1剂。

患者服30剂后，又作B超检查，胆囊未见结石，右胁胀痛亦除，二便通调。患者喜甚，登门道谢。嘱其原方带往印尼，如有发病，可照原方再服。

**例二：**郑某，男，42岁，1989年11月23日初诊。患者2年多来经常出现右上腹部疼痛，近半个月疼痛发作，疼痛可向右肩及腰背部放射，伴有恶心呕吐，吐出胃内容物。胃脘胀闷不舒。口苦咽干，不思饮食，大便燥结，尿色深黄。近两年来因上腹部疼痛反复发作，曾多次求治，当地医生每以胃病治疗，未见改善。日前经超声探查提示："胆总管扩张约13mm，隐见回声增强光点；左肝管轻度扩张，见9mm×9mm回声增强光团数个，右肝管见有气体样回声。拟诊：肝内胆管结石；胆囊炎合并胆管炎。血常规：白细胞$12.5\times10^9$/L，中性粒细胞84%，淋巴细胞12%。诊其脉细数，舌质红苔微黄。本证属肝胆湿热内蕴，灼烁胆汁成石，阻塞胆道，不通则痛。治以清热利胆，化结排石法。处方：金钱草30克，海金沙15克，鸡内金10克，川郁金10克，金铃子12克，绿枳壳6克，川朴根6克，全瓜蒌30克，绵茵陈15克，白毛藤15克，水煎服，10剂。另以金钱草30克，每日1次，煎汤代茶饮。

12月4日复诊：药后右上腹疼痛有明显减轻，余症均有好转，二便尚调。仍按前法。处方：金钱草30克，海金沙15克，鸡内金10克，川郁金10克，金铃子12克，元胡索10克，绿枳壳6克，川朴根6克，干瓜蒌15克，杭白芍10克，绵茵陈15克，水煎服，10剂。另以金钱草30克，每日1剂，煎汤代茶饮。

药后右上腹疼痛基本已愈，余症亦告瘥。建议患者作胆囊超声复查。

**例三：**王某，女，43岁，1990年7月2日初诊。患者右侧脘胁部疼痛已半年多，近1个月来疼痛较剧，常痛及右肩胛部，且时感腹胀，胸闷嗳气，纳呆，口苦，大便干结。经省某医院B超提示："胆囊内见回声光斑0.7cm×0.6cm后有声影，胆囊壁毛糙"。诊为胆囊炎、胆石症。患者舌质稍红苔白，脉象弦数。证属肝胆湿热蕴结兼气滞，予以疏肝清热、利胆消石法治之。处方：金钱草30克，海金沙15克，绿枳壳6克，毛柴胡6克，杭白芍12克，川朴根6克，郁李仁10克，火麻仁15克，粉甘草3克。水煎服，7剂。又以金钱草30克，玉米须20克，煎汤代茶饮，7剂。

7月9日复诊：上药服后，疼痛明显减轻，胸胁胀闷亦改善，大便通。但胃纳欠佳，前方加减。处方：金钱草30克，海金沙15克，鸡内金10克，川楝子10克，川郁金10克，绿枳壳6克，毛柴胡6克，杭白芍12克，川朴根6克，火麻仁 15 克，麦谷芽各 15 克，粉甘草 3 克。水煎服，又续服 10 剂后，诸症消失。

**例四**：张某，男，60 岁，1992 年 6 月 25 日初诊。患者近两个月来经常发作胃脘部胀闷不舒，以右上腹部较甚，胸腹部亦感胀闷不适，时有嗳气，恶心欲呕，大便不畅。4 月份经军区总院 B 超发现："胆囊泥沙样结石"。2 个月来经中西医药物治疗，均有短时间缓解，但常常发作。今因胃脘胀闷发作 3 天而前来求治。患者右上腹部有轻度压痛。诊其脉弦数，舌质淡红苔白。证属肝胆气滞，治宜疏肝理气，清肝利胆法。以四逆散合加味五金汤。处方：绵黄芪 15 克，毛柴胡 6 克，杭白芍 10 克，绿枳壳 6 克，粉甘草 3 克，制香附 6 克，金钱草 15 克，海金沙 10 克，鸡内金 10 克，川楝子 10 克，川郁金 10 克，夜交藤 12 克，合欢皮 12 克。水煎服，4 剂。并配服利胆片，每次 5 片，每天 3 次。

7 月 16 日复诊：药后胃脘胀闷减轻，但多食仍胀闷感，纳食减少，身倦乏力。夜寐欠佳，脉弦缓，舌质淡红苔白，仍按前法治疗。处方：毛柴胡 6 克，杭白芍 10 克，绿枳壳 6 克，粉甘草 3 克，制香附 6 克，京丹参 12 克，金钱草 20 克，海金沙 15 克，鸡内金 10 克，台乌药 6 克，川楝子 10 克，川郁金 10 克，夜交藤 12 克，合欢皮 12 克。7 剂，水煎服。

7 月 23 日三诊：药后上腹部胀闷已愈，余症已消失，仍嘱其续服 5 剂，以巩固疗效。

**按**：验案中的例一、例二均以肝胆湿热为证候特点，故俞师治之以清利肝胆湿热为主，而按加味五金汤为基本方治疗。例三、例四两案，兼有肝胆气滞表现，而运用疏肝理气配合清肝利胆法治疗而取得疗效。俞师的经验方加味五金汤的药物组成，以针对胆囊炎、胆石症急性发病阶段的湿热内蕴病机为主，但胆系病患病情较为复杂，兼症也较多，且常有寒热错杂、虚实并见之候，应用加味五金汤应根据病情，综合辨析，随症灵活加减。

# 临证治肝十法

俞慎初教授临床治肝积累了丰富经验，尤对内、妇科多种疾病，善于从肝论治，且取得较好的疗效。俞师认为，肝脏有调节人体气血之功。肝主疏泄，其性条达，能使气机流畅，脏腑协调；又主藏血，司血的储藏和血量的调节，故肝与人体气血关系密切。然肝体阴而用阳，一旦肝的功能失常，不仅能导致肝用过强或肝体不足病变，而且还会影响其他脏腑，如上犯心肺，侵侮脾胃，下及肾脏，从而引起多种疾病。其病机变化分虚证与实证两类。常见的虚证如肝阴不足，水不涵木，出现头目眩晕，视力减退，经常耳鸣或重听，舌苔薄白，质绛，脉弦细无力等症。常见的实证表现为肝阳偏旺，木气太过，则有头晕、面红、耳赤、舌质绛，脉弦数。若木郁气滞，是由郁怒伤肝而起，则经常头胀，胁胀不舒，少腹拘急，嗳气，疝气，舌苔或黄或白，质绛带紫，脉弦；若积郁化火，则面红，目赤，口苦，咽干，头疼，胁痛，呕逆，吞酸，舌苔微黄，质绛，脉弦数；倘火盛生风，则头摇，舌卷，抽搐，震颤，角弓反张，囊缩，舌苔黄糙，质绛，脉弦大。在肝脏影响其他脏器的病机变化中，常见有木气太过，肺金受侮则咳嗽气急；脾土受侮则胃痛呕酸；心营不足，则血不养肝；肾阴不足，则水不涵木，以致肝阴不足，肝阳偏旺等。由此可见，临床上有较多的病症与肝有关，如清代李冠仙《知医必辨》所云："五脏之病，肝气居多"，"惟肝一病，即延及他脏"。因此俞师临床治疗内科杂病，常能从治肝入手，且灵活运用，通权达变。其认为，用药当顺其"性"而投之，如肝苦急以甘缓之，肝欲散以辛散之；泻肝之药多取酸甘，补肝之品法当阴柔。以下介绍俞师临证调治内科病证中常用的治肝十法。

## 疏肝理气法

本法适用于木失条达，肝气郁结者。常因情志不畅，忧思郁怒致肝失疏泄，气机阻滞，症见胸胁满闷，或胀痛不舒，嗳气时作，喜太息，纳减，脉弦，舌苔白。方用柴胡疏肝散加减，常用药物有柴胡、白芍、枳壳、川芎、香附、郁金等；如痰气郁结，咽喉间似物梗阻，吞之不下，吐之不出，可合半夏厚朴汤。若肝郁血虚，妇女月经不调，经期乳胀少腹痛，用逍遥散加减。

**例一**：陈某，女，50 岁，1992 年 3 月 24 日诊。患者平素多愁善感，半月来胸胁满闷不舒，咽喉间似物梗塞，胃脘时胀，寐差，脉弦细，舌淡红苔白。证属肝郁气滞、痰气互结，治以疏肝解郁，理气化痰。处方：柴胡 6 克，白芍 10 克，枳壳 6 克，粉甘草 3 克，制香附 6 克，川芎 5 克，紫苏叶 6 克，川朴根 6 克，清半夏 6 克，夜交藤 12 克，合欢皮 12 克。水煎服。

3 月 27 日二诊：服 3 剂后，胸闷及咽喉梗塞感减轻。乃按前方加减。处方：柴胡 6 克，白芍 10 克，枳壳 6 克，粉甘草 3 克，制香附 6 克，川芎 5 克，紫苏叶 6 克，浙贝母 10 克，川朴根 6 克，清半夏 6 克，麦谷芽各 15 克，夜交藤

15克，合欢皮12克。又连服6剂后，诸症悉除。

**例二**：王某，女，37岁。1992年7月16日初诊。患者近1年来因情绪不佳，遇事易于发怒。近3个月来右胁下出现疼痛，起初胁痛有时，后来痛无休止，终日胁痛隐隐，每于情绪不佳时右胁疼痛加剧。并伴有头晕，且有重着感，口苦口干，饮食减少，夜寐欠佳，多梦易醒，大便干结。形体较瘦。月经愆期，经量时多时少。舌质稍红薄白，脉细数。5月27日经附属医院B超检查提示："肝、胆、脾均未见明显异常回声"。肝功能检查正常。证属肝郁气滞兼阴虚之胁痛。治宜疏肝养阴法。处方：毛柴胡6克，杭白芍10克，绿枳实6克，粉甘草3克，当归身6克，枸杞子12克，川郁金10克，粉丹皮10克，京丹参12克，麦门冬12克，北沙参12克，生地黄12克。水煎服，4剂。

7月20日二诊：右胁下疼痛减轻，口苦口干及便干均有改善。舌淡红苔薄白，脉弦数。处方：毛柴胡6克，杭白芍10克，绿枳实6克，粉甘草3克，当归身6克，枸杞子12克，川郁金10克，粉丹皮10克，京丹参12克，麦门冬12克，北沙参12克，干地黄12克，小春花（阴地蕨）10克。水煎服，5剂。

7月25日三诊：药后胁痛大减，病情好转，夜寐改善。仍以养阴疏肝法。处方：毛柴胡6克，杭白芍10克，绿枳实6克，枸杞子12克，川郁金10克，粉丹皮、京丹参、麦门冬各12克，北沙参、麦谷芽各15克，酸枣仁12克。水煎服，5剂。

服药后胁痛未再发作，诸症改善，月经来潮也基本正常。

本例患者因平素肝郁气滞，肝失条达，脉络不畅，肝郁日久易于生热化火而伤阴。由于肝气布于两胁，肝气郁结每致胁下隐隐作痛。俞教授治以疏肝养阴法，用四逆散与一贯煎合方加减治疗获得良效。

**疏肝和胃法**

本法适用于肝气郁结，横逆犯胃者，其症见胃脘胀痛，痛及两胁，胸闷嗳气，每因忧思恼怒而痛作，舌苔薄白，脉弦缓。俞教授指出，肝主疏泄，胃主受纳。肝气条达能助脾胃运化功能，且胃不受侮。若忧思恼怒，肝气郁结，每能横逆犯胃，出现胃脘胀痛。因此，肝郁气滞是本病的病理基础，疏肝理气是其治疗关键，是谓“治肝可以安胃”也。常用疏肝和胃法，以自拟经验方理气和胃汤治之。方由柴胡、白芍、枳壳、川楝子、元胡、台乌、砂仁、甘草组成。如气郁化火，胃脘灼痛，泛酸加海螵蛸、瓦楞子或与左金丸合方；呕逆嗳气，胃失和降者加旋覆花、代赭石；伴有胃阴不足，口燥咽干者，加麦冬、沙参、玉竹等；若久痛夹瘀，痛如针刺者，与失笑散合方加丹参、桃仁、赤芍等。

**例一：**吴某，女，29岁，1989年11月16日初诊。患者1年来胃脘部经常闷痛，近半个月胃痛又发作，且痛连两胁部，饥饱均痛。胸闷嗳气，时泛酸水，脉弦缓，舌淡红苔薄白。证属肝气郁结，横逆犯胃。宜疏肝和胃，理气止痛法，拟理气和胃汤加减。处方：毛柴胡6克，白芍10克，枳壳6克，元胡10克，川楝子10克，台乌药5克，砂仁5克（后入），吴茱萸（泡）2克，黄连5克，甘草3克。水煎服。

11月20日二诊：上药服4剂后，胃脘痛减轻，胸闷、泛酸均差，仍按前方加减。处方：毛柴胡6克，杭白芍12

克，枳壳6克，元胡10克，川楝子10克，台乌药5克，砂仁5克（后入）漂白术10克，麦谷芽各15克，吴茱萸（泡）2克，黄连5克，甘草3克。水煎服。

患者又服8剂后，胃痛已愈。

**例二：**林某，女，38岁，1990年10月29日初诊。患者胃脘疼痛已3年余，近4日来胃脘疼痛发作，嗳气纳减，伴有胸胁部的胀闷感，口干。大便干结，每日一行。脉弦数，舌质淡红薄白。此为肝气犯胃之证，治宜疏肝和胃理气止痛，方用理气和胃汤为主。处方：毛柴胡6克，杭白芍10克，枳壳6克，川楝子12克，元胡索10克，砂仁（后入）5克，台乌药6克，火麻仁12克，郁李仁10克，麦谷芽15克，粉甘草3克，水煎服。4剂。

11月6日二诊：服前药后胃痛减轻，大便通调，每日1次。仍遵前法。处方：毛柴胡6克，元胡索10克，砂仁（后入）5克，台乌药6克，茯苓10克，杭白芍10克，绿枳壳6克，川楝子12克，麦谷芽15克，粉甘草3克。又连服8剂后胃痛已愈。

**例三：**王某，女，36岁，工厂工人。1990年11月16日诊。患者经常胃脘作痛，每在上午10时、下午4时左右则疼痛发作，且嗳气，吐酸。曾经某医院钡透检查为胃及十二指肠溃疡。察其舌质淡红，脉象弦数。患者大便秘结，每3~4日通便1次，口干微苦。该证为肝脾失调，木克脾土，法应疏肝理脾，以理气和胃汤加味治之。处方：毛柴胡6克，杭白芍6克，绿枳实6克，粉甘草3克，川楝子6克，元胡索6克，川郁金6克，京丹参6克，瓜蒌仁10克，潞党参12克，左金丸5克（分2次药汤送服）。

11月19日二诊：服上方3剂后，胃脘疼痛和泛酸均有减轻，大便已通调。仍按前方加减。处方：毛柴胡6克，杭白芍6克，绿枳实6克，粉甘草3克，元胡索9克，川楝子9克，川郁金9克，京丹参6克，潞党参12克，左金丸5克（分2次送服），海蛤粉10克。

上方又服3剂后，胃痛、泛酸已除。

俞教授自拟验方理气和胃汤，是以四逆散和金铃子散合方加减组成，该方以四逆散疏肝理气，原方中的枳实，因长于破气消积除痞，俞师常弃去不用，而以理气宽中的枳壳代替；配以川楝、元胡（即金铃子散）既能理气止痛、又能疏泄肝经郁热；加台乌增强理气止痛之效；又以砂仁行气理脾和胃。全方疏肝和胃、理气止痛的功效显著，是治肝安胃的良剂。

### 平肝祛风法

本法适用于肝经风火之头痛证。头痛治肝者，临床多用于肝火上炎和水不涵木、肝阳偏亢之头痛。然而对头痛日久，风邪留滞化火、时时发作的偏正头痛；或七情内伤，肝郁化火复感受风邪，致风火上扰清窍的头痛，俞教授常运用平肝祛风法治疗而取效。此类头痛多病程长而病势缓，时发时止，经久不愈。头痛偏一侧或两侧，每于忧思烦恼或受风、感寒、天气变化时头痛发作。伴有口苦口干，心烦寐差，脉弦数。治宜平肝祛风法，方用加减清上蠲痛汤，药物组成有：川芎、白芷、羌活、独活、麦冬、黄芩、防风、蔓荆子、细辛、甘菊花、钩藤、葛根、柴胡、甘草。如兼痰浊内蕴者去麦冬加半夏、陈皮；肝火偏盛加夏枯草、龙胆草、山栀子、丹皮等；如久痛入络，痛如针刺者，酌加赤芍、桃仁、红花等。

**例一：**汪某，女，41岁，1989年11月2日诊。患者自诉头痛已多年，或痛在左侧，或痛在右侧，时轻时重，反复发作，经多年医治鲜有疗效。伴有胸闷心烦，性情急躁，口干纳减，夜寐欠佳。脉弦细数，舌质淡红苔薄白。诊为肝经风火头痛，治宜平肝祛风，佐以清热。处方：川芎5克，白芷6克，羌活5克，柴胡6克，钩藤10克，甘菊花6克，蔓荆子10克，麦冬10克，百合12克，黄芩5克，防风6克，细辛2克，葛根6克，甘草3克，夜交藤12克。水煎服。5剂。

11月9日复诊：药后头痛已减，余症亦差，但食量未增，按前方加减。处方：川芎5克，白芷6克，羌活5克，柴胡6克，钩藤10克，甘菊花6克，蔓荆子10克，麦冬10克，百合12克，细辛1.5克，防风5克，夜交藤12克，麦谷芽各15克，甘草3克。患者又连服10剂后，诸症均愈。随访半年，头痛未再复发。

**例二：**王某，男，44岁，1990年10月15日初诊。偏头痛4年余，常于情绪不佳时发作，时缓时剧，疼痛厉害时掣及齿、耳。近2日因家务操劳心烦，头痛又发生，伴有头晕腰酸，胸闷不舒，口干寐差。诊其脉弦数，舌质暗红苔薄白。此为肝经风火上扰清窍的头痛，治宜平肝祛风法为主。处方：川芎6克，羌活5克，白芷6克，麦冬10克，黄芩5克，防风6克，蔓荆子10克，甘菊花6克，天麻10克，细辛2克，钩藤12克，白僵蚕6克，葛根10克，柴胡6克，川郁金9克，甘草3克。水煎服。

10月22日复诊：上方服5剂后，头痛明显减轻，但夜寐欠佳，大便干结。脉弦数，舌暗红苔薄白。处方：川芎6克，羌活5克，白芷6克，麦冬10克，黄芩5克，蔓荆子

10克，甘菊花6克，天麻10克，钩藤12克，白僵蚕6克，葛根10克，柴胡6克，夜交藤12克，合欢皮12克，干瓜蒌15克。又服10剂后，头痛消失，诸症亦瘥。

**例三：**陈某，女，33岁。1992年5月19日初诊。患者偏头痛反复发作已七八年。头痛或左或或，而以右侧居多，时呈针刺样疼痛，剧痛时每延及巅顶及颈项部。每月发作2~3次，近10天来发作频繁，经服利眠宁、颅痛定、烟酸等药疗效未著。平时月经超前，常持续10余天，经色暗红，夹有血块，量少。舌质淡红苔薄白，脉弦细。血压16/10.7kPa。此为肝郁气郁，郁火上扰清空致偏头痛。治之疏肝理气兼平肝清热法。处方：毛柴胡6克，赤白芍各10克，绿枳实6克，粉甘草3克，川芎5克，香白芷5克，北细辛2克，北藁本5克，薄荷叶6克，粉葛根6克，明天麻10克，甘菊花6克。水煎服，5剂。

6月24日二诊：药后头痛减轻，口干，夜寐欠佳。仍按前法。处方：毛柴胡6克，杭白芍10克，绿枳壳6克，粉甘草3克，川芎5克，香白芷5克，北细辛2克，北藁本5克，麦门冬（朱砂拌）15克，双钩藤10克，明天麻10克，甘菊花6克。水煎服。5剂。

6月29日三诊：服上方后头痛明显减轻，夜寐欠佳。舌质淡红苔薄白，脉弦细。处方：毛柴胡6克，杭白芍10克，绿枳壳6克，粉甘草3克，川芎5克，香白芷5克，麦门冬（朱砂拌）15克，双钩藤10克，明天麻10克，甘菊花6克，夜交藤15克，合欢皮12克。水煎服。

上方再服4剂后，头痛已愈，余症均瘥。

《张氏医通》曰："偏头风者，其平素先有痰湿，加以风邪袭之，久而郁热为主，总属少阳厥阴二经"，指出偏头痛与风邪郁久化火有关，且病多在肝胆二经。俞教授治本病遵前贤之旨，以平肝祛风清热法，用明代龚廷贤的清上蠲痛汤加减而获效。

## 疏肝宣肺法

本法适用于肝气郁结，肺失宣降之气滞咳喘证。肝与肺的关系密切，既有经络内在的络属关系，如“肝脉布两胁上注于肺”，又有五行相克的内在联系，如肝失疏泄，气机郁结，木反侮金，导致肺失清肃而出现咳嗽。此类患者既有咳嗽、气逆喘促的症状，又有胸胁胀闷，情志不舒，脉弦的气郁之象。俞教授常用四逆散合三拗汤加蜜款冬、川郁金治疗。若气郁化火，肝火灼肺，肺失清肃，而出现胁肋灼痛，急躁易怒，咳嗽咳血等肝火犯肺的证候，则治以清肝泻肺、理气止咳法，用四逆散与黛蛤散、泻白散、三拗汤合方加减；兼肺阴虚者加沙参、麦冬、五味子、百合等。

**例一**：王某，女，42 岁，1990 年 3 月 12 日诊。患者反复咳嗽已 1 月余，伴气急、喘促，每于心情不舒时咳嗽加剧，且胸闷胁胀，痰白量少黏稠，舌质淡红，苔薄白，脉弦细。诊为肝郁气滞、肺失宣降之咳喘，治宜疏肝宣肺，止咳平喘。处方：毛柴胡 6 克，白芍 10 克，枳壳 6 克，粉甘草 3 克，蜜麻黄 6 克，杏仁 6 克，蜜款冬 6 克，紫苏子 10 克，川郁金 10 克，蜜枇杷叶 12 克，浙贝母 10 克。4 剂。

3 月 16 日复诊：前药服后即觉胸宽气顺，咳喘明显减轻。脉弦细，舌质淡红苔薄白。处方：毛柴胡 6 克，杭白芍 10 克，枳壳 6 克，蜜麻黄 6 克，杏仁 6 克，蜜款冬 6 克，紫苏子 10 克，浙贝母 10 克，蜜枇杷叶 12 克，盐陈皮 5 克，粉甘草 3 克。又服 8 剂后，咳喘已愈。嘱其常服逍遥丸以巩固疗效。

### 抑肝理脾法

本法适用于脾气素虚因肝失条达，横逆乘脾，脾失健运者。症见胸胁痞满，肠鸣腹痛泄泻，每因精神刺激或情志不和而发作。且嗳气频频，矢气多，脉弦，舌淡红苔薄白。常用经验方痛泻四苓汤治之。该方药物组成有：茯苓 12 克，白术 6 克，怀山药 12 克，白芍 10 克，陈皮 6 克，防风 6 克，泽泻 9 克，猪苓 9 克，甘草 6 克等。如腹泻黏滞不爽，或大便带有黏液，此为肠道湿热内蕴，可合香连丸或加野麻草；脾虚纳少，精神倦怠者加黄芪、麦谷芽、扁豆等；气滞明显，脘腹满闷，胁肋胀痛者加柴胡、枳壳、香附等，增强其疏肝理气和中作用。

**例一：**郑某，女，32 岁，1990 年 4 月 19 日初诊。患者经常大便溏泻，并时常伴有左下腹部闷痛已 2 年多。近 1 周泄泻复作，腹泻前有腹痛，肠鸣，泻下粘滞不爽，每日排便 2 次。患者平素性情急躁，时有胸闷嗳气，诊其脉弦细，舌淡红苔薄腻微黄，证属肝郁脾虚，兼肠道湿热，治宜疏肝理气健脾，佐以清热导滞，用痛泻四苓汤加减。处方：茯苓 10 克，白术 6 克，怀山药 12 克，白芍 10 克，陈皮 6 克，防风 6 克，泽泻 9 克，扁豆 12 克，薏苡仁 12 克，木香 5 克，黄连 5 克，甘草 3 克。水煎服。

4 月 24 日复诊：前方服 5 剂后，腹泻明显改善，腹痛已愈，余症减轻，但纳食欠佳。脉弦细，舌淡红苔白。仍按前方出入。处方：茯苓 10 克，白术 6 克，怀山药 12 克，白芍 10 克，陈皮 6 克，防风 6 克，木香 5 克，黄连 5 克，麦谷芽各 15 克，山楂肉 10 克，甘草 3 克。水煎服。

患者服上方5剂后，大便恢复正常。

**例二**：吴某，男，32岁。机关干部。1990年4月13日初诊。患者因肝脾失调，胸腹胀痛，便溏已3天，大便每日2~3次。伴嗳气，纳食减少。舌淡红苔白，脉弦数。治以疏肝理脾为主。处方：毛柴胡6克，杭白芍10克，绿枳实6克，生甘草3克，炒山楂12克，盐陈皮5克，广木香5克（后入），川朴根5克，野麻草15克，结茯苓10克。水煎服。

4月16日二诊：服上方3剂后，胸腹胀痛减轻，余症均有改善，大便略溏，每日2次。按前方加减。处方：毛柴胡6克，杭白芍10克，绿枳实6克，生甘草3克，炒山楂12克，盐陈皮5克，广木香5克（后入），川朴根5克，怀山药15克，结茯苓10克。水煎服。

上方又服4剂后，腹痛已愈，大便已恢复正常。

## 清肝利胆法

本法适用于肝胆湿热蕴结之证。多因肝胆湿郁化热，湿热交蒸，肝胆疏泄失常，出现脘胁胀痛如灼，尤以右侧脘胁疼痛较剧，且胸闷口苦，嗳气泛恶，溲赤便结。或兼见黄疸，或热灼胆汁成石，脉弦数，舌苔黄腻。此证多见于胆道感染或胆石症患者。俞教授常用经验方利胆五金汤治之。该方组成：金钱草30克，海金沙15克，鸡内金10克，金铃子10克，川郁金10克，玉米须15克。如伴肝胆结石者加枳壳、川朴根；大便秘结者加元胡粉，有绞痛者加元胡索、生白芍、生甘草等。本方加石韦、猫须草亦可用于尿路结石症的治疗。如属肝经实火，见头痛耳鸣，目赤肿痛，口苦溲赤者，则用龙胆泻肝汤以清泻肝火。

**例一**：李某，女，45岁，1992年11月4日诊。患者右上腹及右胁部阵发性疼痛已半年余，近日疼痛发作，时呈绞痛，且恶心欲呕，口苦口干，胃纳较差，大便结，2天未解，尿黄。舌质稍红苔厚微黄，脉弦数。经当地医院超声波检查诊为胆囊炎、胆石症。此属湿热熏蒸肝胆，以清肝利胆消石为治。处方：金钱草30克，海金沙15克，鸡内金10克，川郁金10克，金铃子12克，枳壳6克，川朴根6克，元胡10克，绵茵陈15克，白毛藤15克，全瓜蒌30克。水煎服，7剂。

11月11日复诊：患者服药后，右上腹及胁部疼痛明显减轻，大便已通，余症均有改善。脉舌如前。处方：金钱草30克，海金沙15克，鸡内金10克，川郁金10克，川楝子10克，枳壳6克，川朴根6克，元胡索10克，绵茵陈15克，生白芍15克，全瓜蒌15克，粉甘草3克。患者又连服14剂后，症状消失。

## 疏肝利水法

本法适用于肝失疏泄，气机不畅，水液代谢障碍者。俞教授指出，人体水液的运行，有赖于肺的通调、脾的运化输布和肾的开阖，但与肝的疏泄也密切相关。肝气条达，气机通畅，体内水液能正常运行。若肝郁气机阻滞，即影响三焦决渎通利，导致水液运行障碍，使水湿不能下输膀胱，出现尿量短少，溢于肌肤见肢体浮肿，此属肝郁气滞之水肿，治疗上应以疏肝和利水两法并施方能见效，常用柴胡疏肝散或四逆散合五皮饮。水肿较甚者加赤小豆、地胆草；倦怠乏力，食欲不振者加黄芪、太子参、白术等。

**例一：**倪某，女，49岁。1992年3月17日诊。面目及下肢浮肿两年余，时轻时重。伴头晕倦怠，脘胁胀闷不舒，嗳气纳少，上肢酸麻感。脉弦缓，舌淡红苔白。尿常规检查阴性。证属肝郁脾虚水肿，治宜疏肝理气，健脾利水：柴胡6克，白芍10克，枳壳6克，炙甘草3克，带皮苓30克，桑白皮15克，地骨皮12克，陈皮5克，太子参15克，黄芪15克，赤小豆15克，地胆草30克，白术6克，威灵仙12克，豨莶草12克。服5剂后浮肿减轻，胃纳渐增，上肢酸麻已愈。前方去豨莶草、威灵仙，又连服10剂后浮肿消退，精神转佳。

**例二**：肖某，女，42岁，1990年3月26日诊。患者肢体浮肿已半年余，按之略凹陷，时轻时重，腹皮增厚，胸胁满闷，嗳气不舒，身倦纳差，脉弦缓，舌质淡苔白。尿常规检查正常。证属肝郁脾虚水肿，治宜疏肝理气，健脾利水法。处方：毛柴胡6克，生白芍10克，枳壳6克，炙甘草3克，太子参15克，黄芪15克，带皮苓30克，桑白皮10克，地骨皮10克，陈皮5克，白术6克，赤小豆15克，地胆草30克。7剂。

4月3日复诊：服前方后肢体浮肿减轻，尿量增多，胸闷嗳气好转，脉弦缓，舌质淡苔白。仍守前法。处方：毛柴胡6克，生白芍10克，枳壳6克，炙甘草3克，太子参15克，黄芪15克，带皮苓30克，桑白皮10克，地骨皮10克，陈皮5克，白术6克，赤小豆20克，地胆草15克，川朴根5克。又续服10剂后，水肿消退，胃纳增多。

4月13日三诊：浮肿消退后未见复发，精神恢复，二便自调。俞师嘱其服中成药逍遥丸配以香砂六君丸，以巩固疗效。

明代张景岳云："凡治肿者，必先治水，治水者，必先治气"（《景岳全书·肿胀》），强调疏理气机在水肿治疗中的重要作用。以上两例身肿兼有脘胁胀满、嗳气、脉弦等气滞之证，故俞师在运用健脾利湿的同时配合疏肝理气法，用四逆散合五皮饮加减取效。此为俞师治气滞水肿的常用法。如浮肿较甚者，俞师常配以鸡胵茅根汤（鸡内金 15 克，於术 10 克，白茅根 60 克）。该方先用茅根煎汤代水，分两次再与内金、於术同煎服，有健脾利水之良效，与前方配合，疗效更著。

**疏肝通络法**

本法适用于肝郁气滞，日久致瘀者。俞教授认为，由于肝主疏泄，有调畅全身气机的作用，因而心主血脉之功能的正常发挥，依靠肝气的条达和气机的通调。如果肝气郁结，疏泄失常，常导致心脉气血运行的障碍。临床初起多表现有胸中闷塞、胀痛的气滞为主证候。气滞日久，即血流不畅，积聚成瘀，常见患者精神抑郁，胸胁苦满，两胁不舒，嗳气，且胸部时有刺痛或钝痛，每于情绪变化而引起或加剧，舌紫脉弦涩。俞师常用疏肝理气、活血通络法治疗，选用四逆散或柴胡疏肝散加丹参、赤芍、川芎、当归尾、郁金等。若兼痰浊，胸闷明显，可合瓜蒌薤白半夏汤佐以豁痰通阳；若伴有短气乏力、纳少倦怠等气虚证候，常加黄芪、太子参、五味子、桂枝尖等益气强心温阳药物。

**例一：**林某，女，58 岁，1990 年 3 月 12 日诊。患者 8 年前经某医院诊为冠心病，几年来经常出现心前区闷痛，痛及左肩背部，每服中西药而控制病情。近日胸痛又复作，且胸胁不舒，时有闷塞感，伴有心悸、倦怠乏力、夜寐欠佳。舌质暗紫苔白，脉滑。证属气血郁滞，胸阳不振。治宜疏肝理气、通阳活血。处方：柴胡 6 克，赤白芍各 10 克，甘草

3克，黄芪15克，丹参12克，当归尾6克，桃仁6克，田七粉6克（分冲），干瓜蒌30克，薤白6克，半夏6克，川楝10克，元胡10克。服4剂后，胸闷心痛明显减轻，其他症状亦好转。在原方基础上又连服8剂后，心痛基本控制，余症也相继消失。

**例二：**郭某，女，64岁，1990年5月7日诊。患者冠心病已10多年，反复发作左侧胸部疼痛，常痛及左肩背部。伴胸胁不舒，胸部时有闷塞感，口干不欲饮，夜寐较差。舌质暗红边有瘀斑，苔白，脉弦缓。证属气血郁滞，胸阳不振，治宜疏肝理气，通阳活血。处方：毛柴胡6克，赤白芍各10克，枳壳6克，百合12克，丹参15克，乌药6克，川芎6克，当归尾5克，干瓜蒌15克，薤白6克，麦冬（朱砂拌）15克，夜交藤12克，桃仁5克，元胡9克。5剂。

5月19日三诊：服上方后胸痛未再发作，精神转佳，夜寐改善。脉弦缓，舌质仍暗红苔薄白。仍按前方去麦冬、夜交藤，加太子参15克，嘱患者续服5剂，以善其后。

俞慎初教授指出，胸痹心痛之证，虽然主要是心和血脉的病变，但气机郁结是临床常见病因。《内经》云："内伤于忧怒……凝血蕴里而不散。"（《灵枢·百病始生》）情志所伤，气血失调，气滞血瘀，心脉瘀阻而发为胸痛。故俞师治以上两例从疏肝活血入手，以理气机、行血滞兼通胸阳法而取效。方中以柴胡疏肝解郁，枳壳理气散结。柴胡、枳壳一升一降，调理气机；白芍和营缓急；甘草益气和中；又配以赤勺、丹参、田七、桃仁、归尾活血去瘀通络；加参、芪补气扶正。又以瓜蒌、薤白、半夏开胸宣痹通阳；元胡、川楝行气止痛。以上方药合凑调畅气机、活血宣痹之功，故获良效。

## 镇肝息风法

本法适用于肝肾阴虚，肝阳上亢，肝风内动者，症见头痛耳鸣，眩晕欲仆，头重脚轻，行走不稳，心烦肢麻，脉弦长有力，舌边尖红苔薄黄。俞教授常用镇肝息风汤加减。如痰多加半夏、陈皮、制胆星；若见口眼歪斜，舌强言謇者，酌加全蝎、僵蚕、白附、地龙干等。若属肝肾阴虚，肝阳偏亢，症见头痛眩晕，眼花，失眠等，即选用天麻钩藤饮以平肝息风安神，常去黄芩、山栀，加甘菊花、夏枯草等。俞师常用此方治疗高血压阴虚阳亢眩晕证。

**例一**：李某，男，65 岁，1992 年 5 月 28 日初诊。患者有 8 年多高血压病史，近 1 周来头晕目眩，两眼视物昏花，腰膝酸楚，四肢乏力，寐差，大便干结，2 日 1 行。脉弦数，舌质红苔白。血压 22.67/13.33kPa。此证为肝肾阴虚，肝阳偏亢，肝风内动。投以平肝息风安神之剂。处方：钩藤 12 克，天麻 10 克，甘菊花 6 克，夏枯草 15 克，石决明（先煎）30 克，决明子 12 克，威灵仙 12 克，豨莶草 12 克，夜交藤 12 克，牛膝 12 克，桑寄生 15 克，酸枣仁 12 克，4 剂，并配服麻仁丸。

6 月 4 日复诊：上药服后头晕目眩减轻，夜寐改善，血压降至 21.33/12.00kPa。大便仍干，每日 1 次。脉弦数，舌质红苔白。遵前法。处方：钩藤 12 克，天麻 10 克，甘菊花 6 克，夏枯草 15 克，石决明（先煎）30 克，决明子 12 克，夜交藤 12 克，牛膝 12 克，桑寄生 15 克，酸枣仁 12 克，左牡蛎（先煎）15 克，干瓜蒌 15 克。患者又服 8 剂后，头晕已除，血压趋平稳，大便已调，余症亦瘥。

## 养阴疏肝法

本法适用于肝阴（肝血）不足，又有气机不畅者。多因肝阴血亏虚，筋失濡养，兼肝失条达，气机郁滞，症见头晕头痛，目涩羞光，胸胁满闷，肢麻拘挛，甚则震颤，常于情志不畅时发病，且面部烘热，失眠口干，舌红苔薄白，脉弦细。俞教授常用四逆散与一贯煎合方加钩藤、地龙干。阴虚甚者加龟板、元参；出现肢体震颤者加全蝎梢、白僵蚕等。

**例一：**江某，女，60岁，1990年4月21日初诊。近1年来上肢经常出现不自主的震颤，常于心情不舒时手颤加剧。平素性急易怒，胸闷不舒，头晕心悸，眼涩口干，体倦乏力，脉弦细，舌质红苔薄白。此证为肝阴不足，筋脉失养兼肝失条达所致，治宜疏肝理气，养阴息风法。处方：毛柴胡6克，杭白芍10克，枳壳6克，干地黄15克，元参18克，麦冬（朱砂拌）15克，丹皮10克，天麻10克，钩藤12克，地龙干15克，左牡蛎（先煎）20克，僵蚕6克，甘草3克，小春花（阴地蕨）10克。5剂，水煎服。

4月29日复诊：药后手颤明显减轻，余症也均有改善，又按前方连服10剂。处方：毛柴胡6克，杭白芍10克，枳壳6克，地黄15克，元参15克，麦冬（朱砂拌）15克，丹皮10克，天麻12克，钩藤12克，地龙干15克，左牡蛎（先煎）30克，酸枣仁12克，僵蚕6克，甘草3克。药后身体基本恢复正常。

以上是临床常用的治肝十法。俞慎初教授指出，中医学的五脏生理功能和病理变化是从整体观念出发，它不是机械的把各个器官和系统的功能分开来归纳，而是以五脏为中心，通过周身气血的循行和经络的线路，联系五官百骸，成为统一的整体，并应用阴阳偏胜和五行生克的原理，来观察和研究人体生理病理的变化。五脏相辅相成，紧密联系，是为正常的生理状态；如果五脏的功能发生不平衡的变化，就呈现病理现象。人体的肝与其他脏腑的关系密切，医者应当先知肝的生理功能和病理变化，详察其机制及预后情况，做到胸中有数，运用得法，庶能中肯。

## 泄泻的诊治经验

泄泻是临床的常见病之一，其症状以排便次数增多、粪便溏薄，甚至完谷不化为主要表现。俞教授指出，泄泻的致病原因很多，但总不离外感和内伤两大类。外感者，多以感受湿邪，或与寒、热、食相兼为病；内伤者，常因脏腑虚衰或功能失调所致。其证有虚、实，或虚中夹实之别，病程也有久暂之分。治疗多以清热、燥湿、健脾、温阳、或调理肝脾等法为主。然而临床的病情往往较复杂，治疗时应详辨其证候的寒热虚实，根据急则治其标、缓则治其本、补虚泻实的原则，审因论治，灵活掌握。以下介绍俞教授治泄泻的部分经验。

### 湿热泄泻，治宜清热利湿

病多发于夏秋之季，外感暑热，内蕴湿邪，常影响脾胃的运化功能，使脾失健运，遂成泄泻。症见泻下急迫，势如水注，肛门灼热，烦热口渴，小便短赤，脉滑数，舌红苔黄腻。治宜清热利湿法，方用加味葛根芩连汤（葛根 10 克，黄芩10克，黄连6克，茯苓12克，滑石15克，野麻草15克，甘草3克）。

**例一：**郑某，男，40岁，1992年7月21日初诊。3日前因前往郊县，食物不慎，当夜即腹中隐痛，腹泻2次。昨日仍腹泻4次，排出稀水样便，肛门灼热感。患者自觉烦热，口干喜饮，小便量少色黄。今晨胃纳减少，食入胃脘即胀，脉滑数，舌质红苔黄腻。治宜清热利湿法，处方：葛根10克，黄芩10克，黄连6克，神曲6克，薏苡仁12克，野麻草15克，绵茵陈12克，玉米须12克，滑石15克，甘草3克。4剂。

7月25日二诊：药后症状减轻，大便略溏，每日1次。脉滑数，舌质稍红苔黄腻。仍按前法。处方：葛根10克，黄芩10克，黄连6克，神曲6克，茯苓10克，薏苡仁12克，野麻草15克，滑石15克，粉甘草3克。再服5剂后腹泻已愈。

**按：**暑热之邪每多挟湿。外来湿邪，最易困阻脾土，湿热内蕴，脾失健运，水谷混杂而下，以致发生泄泻。葛根芩连汤是治湿热泄泻的常用方，方中葛根解肌清热，黄芩、黄连清热燥湿，甘草缓中。本例治方中加入玉米须、薏苡仁、滑石、绵茵陈，旨在解暑清热，利湿止泻；用野麻草，以增强清热解毒利湿之效。全方配合，有解暑清热，利湿止泻作用，故收显效。

**例二：**潘某，男，3岁，1993年8月19日初诊。患儿腹泻已2日，日泻10余次，经省某医院治疗后腹泻次数已减，今腹泻3次，稀水样便，但身热未退，体温37.8℃。家长乃请俞师诊治。诊其脉滑数，舌质红苔黄，唇舌稍干。此为暑热泄泻，遂予葛根黄芩黄连汤加味。处方：葛根5克，黄芩 3 克，黄连 2 克，甘草 2 克，茯苓 5 克，野麻草 6 克，滑石 5 克，天花粉 6 克。水煎服。头次煎，均分两次服。

服上方 2 剂后，身热退，泄泻已止。

**按：**本例患儿因暑天感受热邪，致湿热之邪客于肠胃而出现泄泻，治法宜外解肌表之邪，内清胃肠之热。方中以葛根为主药，既能解表清热，又能升发脾胃清阳之气而疗下利，使表解里和；辅以黄芩、黄连清泄里热，苦寒燥湿而止泄泻；再以甘草和中，调和诸药为使；加野麻草清热利湿，天花粉解烦止渴，茯苓、滑石以健脾利水。诸药配合，俾表热得解，而里热得清，故能奏效。

## 脾虚泄泻，注重健脾祛湿

脾虚泄泻，多因脾虚失运，水湿停滞，升清降浊失司，而致泄泻。该病因虚致湿，因湿致泻，泻则愈虚，虚与泻常互为因果。临床常见大便时溏时泻，日久不愈，每因饮食不慎而发作。伴有少食纳呆，腹胀肠鸣，神疲乏力。舌淡红苔白腻，脉细无力。治宜健脾益气祛湿为主，常用参苓白术散或七味白术散加减治疗。

**例三：**林某，女，46 岁，1992 年 1 月 6 日初诊。患者反复发作大便溏泻已 3 年余。近两个月来，每日腹泻 2~3 次，时有肠鸣，腹中隐痛。平素精神倦怠，四肢乏力，食量减少。脉细缓，舌淡苔白。此属中气虚弱而兼有湿滞之证，病延日久，必须补脾与祛湿并用。处方：党参 12 克，白术 10 克，怀山药 15 克，炒扁豆 12 克，莲肉 10 克，芡实 12 克，茯苓 10 克，薏苡仁 12 克，砂仁 5 克（后入），木香 5 克（后入），炙甘草 3 克。水煎服，5 剂。

1 月 11 日二诊：服药后，腹痛已愈，泄泻症状减轻，每日排便1~2次。脉舌如前。处方：党参15克，白术10克，怀山药15克，炒扁豆12克，莲肉10克，芡实12克，茯苓12克，薏苡仁15克，麦谷芽各15克，砂仁5克（后入），木香5克（后入），炙甘草3克。又续服10剂后，泄泻已愈。

**按：** 脾虚夹湿的慢性腹泻者为临床多见。本例患者泄泻反复发作，且精神倦怠，乏力，纳少，舌淡脉细缓，为脾气虚弱之征。由于脾虚运化失司，则湿自内生，升降失常，水谷并走于下而作泄泻，"湿胜则濡泻"（《素问·阴阳应象大论篇》），故治泻必须祛湿。本例运用参、术、苓、草、怀山药、莲肉以健脾补虚；砂仁、木香行气化滞；茯苓、扁豆、薏苡仁以健脾利湿，使脾旺湿化，泄泻可止。

## 食滞泄泻，宜用消食导滞

饮食过量，运化不及，停滞不化，或过食生冷不洁之物，损伤脾胃，运化失职，致水谷精微不能吸收，而出现泄泻。如《时病论·泄泻》所云："食泻者，即胃泻也，缘于脾为湿困，不能健运，阳明胃府，失其消化，是以食积太仓，遂成便泻"。临床表现有腹痛肠鸣，脘腹痞满，嗳腐吞酸，不思饮食，泻下粪便臭如败卵，泻下痛减，舌苔垢浊或厚腻，脉滑。治宜消食导滞，常用楂曲平胃散与香连丸合方加减治疗。

**例四：** 林某，男，11岁，1992年5月21日初诊。昨日就餐于饭店，饮食不慎，食滞不消，时觉脘腹胀闷，嗳气酸腐，继而腹痛泄泻，昨夜至清晨排稀便4次，秽臭极甚。脉滑略数，舌质淡红苔腻微黄。此乃湿浊蕴于肠胃，传导失职，宜消食导滞法。处方：北楂肉10克，神曲8克，川朴根5克，制陈皮5克，苍术5克，结茯苓10克，莱菔子6克，木香4克（后入），黄连4克，麦谷芽各10克，粉甘草3克。水煎服，3剂。

5月24日二诊：药后泄泻已愈，腹部胀闷减轻，脉滑略数，舌淡红苔白腻。处方：北楂肉1克，神曲10克，川朴根5克，陈皮5克，茯苓10克，莱菔子6克，木香3克（后入），黄连3克，麦谷芽各10克，泽泻6克，槟榔3克，粉甘草3克。又服4剂后而愈。

**按：**此乃饮食不节，食积肠胃，非消导之品不能除，故用山楂、莱菔子、神曲、麦谷芽等消食化积之品；又配以川朴、陈皮、木香、槟榔以行气消胀；因食积易于化热，故用黄连清热燥湿；茯苓、泽泻健脾利湿；苍术燥湿健脾。合方配合，有消导清化、祛湿止泻作用，故药后易于取效。

## 腹痛泄泻，善于调理肝脾

肝与脾生理上保持着相对的制约功能，以共同完成水谷的运化转输。如脾气虚弱复因肝失疏泄，每能乘脾侮土，导致脾失健运，肠鸣腹痛，大便溏泻。此为肝郁乘脾之证，临床表现以肠鸣、腹痛、泄泻为其特征，多伴有胸胁痞满、嗳气等。治宜抑肝扶脾，俞师常用痛泻要方加味。如脾虚食少、倦怠者加茯苓、扁豆、淮山药等；如腹泻黏滞不爽、或带有黏液，为肠道湿热留恋，可与香连丸合方，或加野麻草。

**例五：**林某，女，26岁，1992年2月13日诊。患者大便溏泻，左下腹闷痛，反复发作已3年余。腹泻前每见有腹痛，腹泻黏滞、泻下不爽，日行2~3次。素来性情急躁，脘腹胀闷，肠鸣嗳气，胃纳减少，矢气较多。其脉弦数，舌质稍红苔白。证属肝郁脾虚，兼肠道湿热，治宜抑肝理气健脾，兼清热燥湿导滞。处方：黄芪15克，防风6克，白术6克，陈皮5克，茯苓12克，白芍10克，怀山药15克，薏苡仁12克，木香5克，黄连5克。水煎服，5剂。

2月18日二诊：药后肠鸣、腹痛减轻，大便次数减为每日一二次，粪质稍稠，无黏滞感。仍守前法，按前方出入。处方：黄芪15克，防风6克，白术6克，陈皮5克，茯苓12克，白芍10克，怀山药15克，薏苡仁12克，猪苓12克，木香5克，黄连5克，神曲10克，粉甘草3克。又连服10剂后，腹痛愈，大便恢复正常，余症亦除。

**按：**痛泻要方出自《景岳全书》所引刘草窗方。方中白芍泻肝缓急，白术健脾燥湿，陈皮理气醒脾，防风散肝疏脾，四药配合，药少力专，是以治脾虚肝旺为见长。本例患者既有胸闷嗳气、肠鸣纳减、腹痛泄泻的肝郁脾虚症状，又兼有肠道湿热内蕴，泻下黏滞。故俞师治以痛泻要方（白术、白芍、陈皮、防风）抑肝理脾；加黄芪、茯苓、怀山药、薏苡仁益气健脾利湿，使脾旺不受邪；又配以木香、黄连清热燥湿、行气导滞。由于两调肝脾，兼清肠热，方证合拍，故服药后即取良效。

**例六：**郑某，女，38岁，1994年5月10日初诊。患者大便溏泻，便前腹痛，时发时愈已近2年。常伴有左少腹部闷痛，脘腹胀闷不舒，时有肠鸣嗳气，矢气较多。每日排便2至3次，便前腹痛，痛必泄泻。去年6月经某医院钡剂灌肠、X线摄片检查诊断为“慢性结肠炎”。就诊时患者腹痛泄泻，1日3次，胸闷胁胀，胃纳减少，平素性情急躁，口干，腰背酸楚。脉弦缓，舌质淡红苔白。证属肝气乘脾之便溏，治宜疏肝理脾法为主。处方：白术6克，防风6克，陈皮5克，白芍10克，怀山药15克，茯苓10克，麦门冬15

克，桑寄生15克，续断12克，川朴根5克，枳壳6克，粉甘草。4剂，水煎服。

5月14日二诊：药后腹痛便溏减轻，大便稍能成形，每日2次。仍按前法。处方：白术6克，防风6克，陈皮5克，白芍10克，怀山药15克，茯苓10克，桑寄生15克，川续断12克，广木香5克，缩砂仁6克，枳壳6克，川朴根5克。又服4剂后，脘腹胀闷疼痛已愈，大便基本成形，每日一次。

**按：**本例患者素常性情急躁，胸闷脘胀，而知素有肝气郁结，气机不利，复因脾胃虚弱，纳食减少，致肝郁乘脾，脾失健运，故腹痛泄泻。《景岳全书·泄泻》云："凡遇怒气便作泄泻者，必先以怒时挟食，致伤脾胃，故但有所犯，即随触而发，此肝脾二脏之病也。盖以肝木克土，脾气受伤而然"。所以俞师以疏肝理脾之痛泻要方加味治疗取效。

## 气滞泄泻，法取疏肝清热

俞教授认为，人体排便正常与否，与体内气机的畅达关系密切，若肝失疏泄，气机不畅，常影响肾司二便和大肠传导功能正常发挥，从而导致大便排泄的失常。俞教授在临床上曾治一例大便溏泄且失禁的患者，在前医运用常法治疗无效时，运用疏肝理气配合清热法治疗而取得满意疗效。

**例七：**王某，男，65岁。1992年6月25日初诊。大便稀溏且失禁已月余，每于下腹疼痛时，大便就自行排出，或一有便意，也随即排便，一天滑脱数次，无法自禁。大便稀溏，且有黏液。近月来曾多方求治，前医多以涩肠固脱剂未能见效。患者精神抑郁，胸胁胀闷，时有嗳气，脉弦数，舌质稍红苔白。证属肝失条达、气机不畅兼热蕴肠道而致大便溏泻失约。治宜疏肝理气、清热解毒，拟四逆散与白头翁汤合方加减：柴胡6克，白芍10克，枳壳6克，葛根6克，白头翁6克，秦皮9克，黄柏5克，黄连5克，木香5克，怀山药15克，野麻草15克，甘草3克。4剂，水煎服。

6月30日二诊：患者喜形于色，告诉前方服第1剂后大便就稍能自禁，继服3剂后，大便已基本恢复正常，每日排便1次，下腹部疼痛亦除。前方获显效，为巩固疗效，仍按前方再服4剂，以收全功。

**按：**本例大便溏泻失禁之证，俞师善于抓住胸胁胀闷、精神抑郁、嗳气、脉弦的肝失疏泄、气机郁滞的证候特点而从肝论治，以疏理肝气入手，用四逆散（枳壳易枳实）条畅气机；因有热蕴肠道的兼证，故辅以白头翁汤加野麻草等清肠道热毒；加怀山药补益脾肾；木香行肠气，宣滞止痛；葛根升发脾胃清阳之气。由于方证合拍，故服4剂后即取显效。

## 五更泄泻，强调温补脾肾

脾肾两脏，通常以先、后天之本称之，两脏关系密切。如年老之病，或泄泻日久，脾阳不振，日久脾病及肾；如命门火衰，肾阳虚不能助脾胃运化水湿，腐熟水谷，则清浊不分，水入肠间而致泄泻。症见黎明时腹痛肠鸣即泻，泻后痛减，俗称“五更泻”。多兼有形寒肢冷，腰膝酸软，舌淡脉沉细等。常运用温补脾肾法治疗，方选用自拟的四神理中汤加减（党参、白术、干姜、茯苓、补骨脂、五味子、吴茱萸、煨肉豆蔻、怀山药）。如久泻不止，可加石榴皮、诃子等固涩之品。

**例八：**赵某，女，47岁，1992年5月28日初诊。患者反复腹泻已4年余，常于清晨时腹痛肠鸣，腹泻一次，日间又腹泻2至3次。泻下稀溏，泻后即安，食冷物后腹泻尤甚。素喜热食，腰膝酸楚。脉沉细无力，舌淡苔白。证属脾肾阳虚，火不生土。治宜温补脾肾法，用四神理中汤加味。处方：党参12克，白术10克，干姜5克，茯苓10克，补骨脂10克，五味子5克，吴茱萸5克，（煨）肉豆蔻6克，怀山药15克，芡实10克，炙甘草3克。水煎服。

6月4日二诊：上方服7剂后，腹痛肠鸣减轻，大便稍成形，每日排便2次。脉舌如前，仍宗前法。处方：党参15克，白术10克，茯苓10克，怀山药15克，补骨脂10克，干姜5克，吴茱萸5克，五味子5克，（煨）肉豆蔻6克，芡实10克，诃子肉6克，炙甘草3克。又服7剂后，肠鸣腹泻乃止。为防其复发，嘱其常服中成药“金匮肾气丸”，以资巩固。

**按：**此案属脾肾阳虚之泄泻，治宜温补脾肾法，使脾肾健旺而泻止。俞教授以四神丸和理中丸二方配合使用取得满意疗效。方中补骨脂配以干姜、吴茱萸，有增强温中散寒作用，既补命门之火，又温养脾阳；参、术、苓、怀山药等健脾肾药物与四神丸同用，有利于扶助正气，恢复脾肾功能，比单用四神丸治五更泄的传统方法有效；肉豆蔻温肾暖脾，五味子收敛固涩，共成补脾肾、固肠、止泻之剂。

## 黄疸病治验

俞教授指出，黄疸病之形成，由于湿热或寒湿内蕴，使胆汁排泄受阻，横溢于血脉、肌肤而发黄，其证有阳黄、阴黄之分。由湿热引起者为阳黄。寒湿所致者称阴黄，而阴黄多由于阳黄所演变的。俞师常用《伤寒论》的茵陈蒿汤作为基本方，随证化裁，以治疗各种证型的黄疸病。该方具有清热利湿退黄的功用，药性苦寒，凡瘀热在里，不得外越，与湿邪相合，发为阳黄者，应用本方，其效甚著。而由于寒湿或胃阳虚所致者，则须茵陈五苓散、茵陈四逆汤、茵陈术附汤出入施用。茵陈蒿汤中的茵陈蒿，能清肝胆之热，解肝胆之郁为主药；山栀子能清利三焦湿热，使之从小便而出；大黄荡涤肠胃湿热，俾从大便而出，三药合力，湿去热清，肤黄可退，腹满自减。《内治方议》谓："茵陈为君，能治黄；栀子为臣，栀能治黄，寒以治热也；以大黄为佐使，可下泄瘀热而除其黄也。"以下介绍俞师运用茵陈蒿汤治黄疸病的验案数则：

## 急性传染性黄疸型肝炎

《金匮要略》所载黄疸病，类似于黄疸型肝炎，茵陈蒿汤所主治，以阳黄为主。如说："谷疸之为病，寒热不食，食即头眩，心胸不安，久久发黄为谷疸，茵陈蒿汤主之"。《医宗金鉴》注："此为湿瘀热郁而内蒸，将作谷疸之证也。久久身面必发黄，为谷疸矣。宜茵陈蒿汤利下，使从大、小二便而出之。"

**案例：**王某，女，50余岁，1972年7月12日初诊。

患者于7月间得病，肝区疼痛，医疑为肝癌，经检查未得确诊。察其面部及四肢，黄如橘子色。舌苔白而兼黄，大便不畅，小便浑浊，脉象弦数，此为阳黄之证。当以渗湿祛热退黄治之，先于茵陈蒿汤加味。处方：茵陈蒿15克，山栀子6克，酒大黄6克（后入），车前草15克，玉米须15克。

水煎，分两次服。

7月14日二诊：上方连服2剂后，便畅而黄减。复进栀子柏皮汤加郁金、川楝子、车前草等药。处方：山栀子9克，车前草15克，川黄柏6克，粉甘草3克，川郁金6克，川楝子10克。水煎服。3剂。并以玉米须、黄胆草各15克，代茶饮。每日1剂。

一星期后，黄去大半，肝区疼痛亦除。后只嘱以玉米须、糯稻根代茶饮，续服一星期收功。

**按：**该证为阳黄，且大便不畅，小便浑浊，茵陈蒿汤有栀子、大黄为辅佐之药，加车前草、玉米须利湿退黄，使大便畅通而小便亦利。复诊时肝区仍痛，故予栀子柏子汤加郁金、川楝以疏肝理气止痛而收效。

### 肝硬化黄疸

茵陈蒿汤对胆汁性或门脉性肝硬化合并黄疸者有一定疗效。其症状为肝脾肿大，持续黄疸，畏寒，面色萎黄，腹胀纳差，便溏，舌苔白腻，脉象弦细。治以健脾消导，疏肝退黄。茵陈蒿汤去大黄，加保和丸。胆汁性者加丹参、牡蛎、鳖甲、山甲或三棱、莪术等。

**案例：**翁某，男，60岁，1980年2月10日初诊。

患者得肝硬化症已年余。平时腹胀、气促，面色萎黄，大便时溏时秘，小便短，有时黄，舌苔浊色白，脉象弦细。法宜疏肝消积，利湿退黄，健中理脾为主。处方：潞党参15克，绵黄芪15克，漂白术10克，怀山药15克，牡蛎24克（先煎），生鳖甲24克（先煎），三棱6克，蓬莪术10克，鸡内金10克，丹参12克，茯苓皮15克，绵茵陈12克，山栀子6克。水煎服，连服7剂。

另以茯苓皮15克，绵茵陈12克，水煎代茶。连服7剂。

2月17日二诊：服上药后，症状显著好转，精神亦佳，唯食欲未增，舌苔白，脉弦细。仍就前法出入。处方：绵黄芪15克，怀山药15克，绵茵陈12克，山栀子6克，川黄柏6克，白术10克，牡蛎24克（先煎），生鳖甲24克（先煎），鸡内金10克，薏苡仁15克，麦谷芽各15克，茯苓皮15克。水煎服。5剂。

另以茯苓皮、玉米须各20克，水煎代茶。5剂。

服上药后，诸症均已消失，食量亦增。经某县医院检查，肝功能恢复正常，肝质地已软化，嘱其常服补中益气丸，以善其后。

## 肝胆道感染、胆道结石，或胆道蛔虫合并黄疸

患者有发热恶寒，口燥胁痛，或右上腹痛，拒按，恶心呕吐，大便秘结，舌苔黄腻，脉象弦数等症状。治宜清热、疏肝、利胆，用茵陈蒿汤加柴胡、白芍、枳壳、甘草、川楝、元胡等；胆道结石加金钱草、海金沙、鸡内金、川郁金、元明粉等；胆道蛔虫症加胡黄连、川椒、乌梅等。

**1. 肝胆道感染**

**案例：**林某，男，60余岁，1984年7月15日初诊。患者于上星期开始，右胁部有胀痛感，并有发热，经检查肝胆部感染。几天来，胸闷，便秘，溲赤，巩膜发黄，舌苔黄厚，脉弦数，此为湿热郁蒸所致。乃用茵陈蒿汤加味治之。处方：绵茵陈15克，生栀子6克，川黄柏6克，制大黄6克，绿枳壳6克，川朴根6克，川楝子10克，川郁金6克，玉米须10克，白毛藤12克，水煎服。连服5剂。另以玉米须、白毛藤各20克煎汤代茶饮服。

服药后，诸症明显好转。前方去大黄，又继续服5剂后而愈。

**2. 胆道蛔虫症**

**案例：**陈某，男，12岁，1980年12月1日初诊。患者曾有吐蛔史，此次发热恶寒，巩膜黄染，右上腹痛、拒按，恶心，呕吐，便秘，舌质淡红苔微黄，脉数。治以清热利胆、安蛔止吐为主，拟茵陈蒿汤去大黄，用元明粉，加柴胡、白芍、枳壳、甘草、胡黄连、川椒、乌梅、川楝子、使君子等，连服3剂，痛止吐平。后用驱蛔药分2次服，下蛔虫而愈。

**按：**以上两例为肝胆道的疾患而出现黄疸，运用茵陈蒿汤而取效。该方中的茵陈蒿、山栀子、大黄均有利胆作用。现代药理实验研究表明，本方除了促进肝细胞再生作用外，方中的三种药物配合有协同和制约作用，能增强利胆清热作用。例如大黄，可以制约茵陈抑制肠管蠕动的副作用，以及热毒所致的便秘，而在利胆方面，则取协同作用；山栀子能协助茵陈加强利胆、降低血中胆红素及清热作用。所以茵陈蒿汤在治疗肝胆道感染及胆道蛔虫症所出现的黄疸，同样能取得较好的疗效。

## 阳黄重症

**案例：**吴某，男，26岁。1985年8月6日会诊。患者于1985年6月26日得病，开始发热即达39℃，经原单位门诊认为重感冒，治疗五六天未效。乃往市某医院做肝功能检查：黄疸指数16单位；麝絮（++）；麝浊8单位；GPT10.45单位。7月1日转市某医院门诊治疗，诊断为黄疸型肝炎。处绵茵陈肝炎冲剂及一些西药，治疗一星期后，黄疸指数上升，大便出血。于7月8日住院治疗，又做肝功能检查：黄疸指数

65单位，GPT168单位，麝浊10单位，锌浊3单位，仍按急性肝炎治疗，服肝炎冲剂及一些西药，并行输液。经治疗近一个月，病情未见好转，黄疸指数继续上升到220单位，体温39.5~40℃，诊断为重症肝炎，采取一些治疗方案，均未见效，用先锋霉素进行救治，病情未见转机。

8月6日，患者亲属邀俞教授及市名医郑老会诊。据《金匮要略·黄疸脉证并治》说："黄疸之病，当以十八日为期，治之十日以上瘥，反剧为难治"。

患者面目均黄，如橘子色，发热口渴，胁痛便秘，小便如茶，舌苔黄腻，脉象弦数，诊断为阳黄重症。议予茵陈蒿汤加味。处方：①绵茵陈15克，山栀子6克，川黄柏6克，制大黄6克（后入，便通即停用），白毛藤15克，杭白芍10克，生甘草3克，川郁金6克，鱼腥草12克，毛柴胡4.5克，枳壳6克，仙鹤草12克。水煎服，连服3剂。②片仔癀3个，每次1分，每日3次，冲服。③玉米须20克，板蓝根15克，白毛藤15克，糯稻根20克，车前草15克，白茅根15克，代茶饮用。

8月16日复诊：患者服上药10天后检查：总胆红质21毫克，GPT108单位，体温39℃。乃用茵陈蒿汤（便通去大黄）、茵陈四苓汤、栀子柏皮汤等方出入，代茶以中草药为主。处方：玉米须20克，板蓝根15克，白毛藤15克，糯稻根20克，车前草15克，白茅根15克，北小麦30克，水煎代茶，连服3剂。

8月18日：肝功检查示总胆红质1.5毫克，麝絮2单位，麝浊3单位，锌浊5单位，GPT39单位，碱性磷酸酶34.5单位。

8月19日三诊：病者家属前来陈述病况，黄疸已退，小便短赤，饮食欠佳，乃处下方予服：绵茵陈15克，山栀子4.5克，川黄柏6克，绿枳壳6克，粉甘草3克，薏苡仁12克，赤小豆15克，扁豆仁12克，竹茹绒12克，赤茯苓12克，水煎，连服3剂，代茶如前。

8月20日四诊：服上方后，症状大见改善，乃按前法。处方：绵茵陈15克，山栀子5克，川黄柏5克，麦门冬12克，黑元参12克，赤茯苓12克，猪苓10克，建泽泻12克，薏苡仁15克，玉米须15克，水煎服，4剂。

9月3日五诊：服上方后，症状继续好转，唯全身发痒，治以清热利湿止痒。处方：绵茵陈15克，紫花地丁10克，徐长卿10克，地肤子10克，生甘草3克，芋环干12克，土茯苓15克。水煎服，4剂。

9月4日作第2次检查：总胆红质降为4毫克，麝浊8单位，锌浊12单位，GPT160单位，碱性磷酸酶32.5单位。

9月8日六诊：上方服后，瘙痒已瘥，唯大便干燥带黑，乃处方为：绵茵陈15克，白毛藤15克，瓜蒌30克，山栀子6克，板蓝根15克，土茯苓15克，生麻仁10克，生甘草3克，旱莲草15克，仙鹤草15克，麦门冬15克，黑元参15克，水煎服，连服7剂。

9月15日七诊：服药后，症状又有好转，唯饮食后觉胀，肝区微痛，有不适感，触诊肝有肿大。处方：绵茵陈15克，泽泻12克，茯苓10克，猪苓10克，盐陈皮4.5克，生鳖甲24克（先煎），鸡内金10克，白毛藤15克，牡蛎24克（先煎），北小麦24克，杭白芍10克，麦门冬15克，水煎服。七剂。

9月22日八诊：上方服后，情况尚好，仍就前方出入。处方：绵茵陈12克，建泽泻10克，猪苓10克，茯苓10克，陈皮 4.5 克，白毛藤 15 克，丹参 12 克，生鳖甲 24 克（先煎），牡蛎 24 克（先煎），鸡内金 10 克，北小麦 30 克。水煎服，5 剂。

9 月 25 日九诊：服药后，病况继续好转，经 B 型超声波检查：①胆囊内未见结石；②肝脾轻度肿大，符合肝弥漫性病变肝炎恢复改变。嘱以玉米须 20 克，板蓝根 15 克，糯米根 20 克，白毛藤 15 克，水煎代茶，以保肝疗法，恢复健康。几年来未见复发。

**按**：茵陈蒿汤为清热利湿退黄之首选方。本证初起即诊为阳黄，故投此方最宜。俞教授与郑老根据临床辨证施治，虽黄疸已超过 18 天，但患者年壮体实，其症状及脉舌表现，均属阳黄之候，且大便秘结、小便短赤，故采用急下存津之法而奏全功，诚不易也。俞教授指出，运用茵陈蒿汤治黄疸病时，应根据不同的症状灵活化裁，如阳黄兼二便不利者，可用大黄；若大便如常，当去大黄，加黄连。如寒湿内郁而为阴黄者，当去栀子、大黄，加干姜、附子，使寒湿之邪从乎阳化。方中得大黄，如用生的，泻下的作用较强，制大黄泻下的作用较弱；茵陈用量要大，绵茵陈长于退黄利湿，土茵陈擅于祛湿化浊。临床上当因症化裁，如湿甚者则与五苓散合用；热重者则应加黄芩、黄连、黄柏；寒湿俱重者去栀、黄，加姜、附。总之，当灵活运用，切不可胶柱鼓瑟。

# 不寐证治

不寐即失眠，临床每有虚证、实证之分。其病因主要是七情所伤，思虑劳倦太过，或暴受惊恐；亦有因禀赋不足，房劳久病或年迈体弱所致。其病机主要是心肝脾肾阴阳失调、气血失和，以致心神失养或心神被扰。

俞慎初教授临床治疗不寐，主要在于调整脏腑气血阴阳的基础上，安神定志。实证宜疏肝解郁，降火涤痰，消导和中；虚证宜益气养血，健脾益肾；虚实夹杂者，则应攻补兼施。今择不同类型验案介绍如下：

### 痰热内扰案

程某，男，40岁，1992年1月6日初诊。

主诉：失眠、头晕时缓时剧已1年余。曾就诊于几个医院，经服西药后失眠无改善，有时甚至彻夜难眠。患者伴有健忘，胸闷体倦，心烦不宁，食欲不振，口苦口干，痰多而黏，二便正常。

诊查：按其脉细数，舌质淡白，苔薄黄。

辨证：痰热内扰，兼有气阴两虚所致。

治法：清热化痰，兼益气养阴安神。

处方：太子参15克，酸枣仁12克，远志肉6克，五味子3克，竹茹绒12克，枳壳6克，清半夏6克，茯苓10克，盐陈皮5克，夜交藤12克，北秫米一撮（另包），炙甘草3克，生龙牡各30克（先煎）。水煎服。4剂。

1月10日二诊：服药后失眠明显改善，夜已能寐，食量增加。仍按前方出入。处方：太子参15克，酸枣仁12克，远志肉6克，五味子3克，竹茹绒12克，绿枳壳6克，清半夏6克，茯苓10克，盐陈皮5克，夜交藤12克，合欢皮12克，北秫米一撮（另包），炙甘草3克，鸡子黄一个冲服。又嘱其再服4剂，以巩固疗效。

**按：**患者失眠已久，伴有神疲乏力，食欲不振，口干，脉细数，此为气阴两虚之象。又见痰多而黏，口干，脉数，而知有痰热内蕴，所以此证属气阴两虚又兼有痰热内扰的失眠。俞师运用清热化痰又兼以益气养阴的十味温胆汤加味治疗而获效。

## 气阴两虚案

李某，男，76岁，1981年8月20日初诊。

主诉：患者始则头晕、纳减，四肢乏怠，继而不寐。经省某医院心电图检查诊断为心房纤颤症。

检查：患者形容消瘦，舌淡无苔，两寸沉细，两关弦急。

辨证：心气不足，心脾不调，阴亦亏乏所致。

治法：治宜益气养阴，宁心安神为主，佐以调摄心脾。

处方：太子参15克，漂白术6克，结茯苓10克，炙甘草3克，酸枣仁12克，远志肉6克，五味子3克，珍珠母15克，麦门冬15克，北沙参12克，枸杞子10克，生龙牡各30克（先煎），莲子肉15克。水煎服，7剂。

8月30日二诊：药后头晕已减，睡眠转佳，唯纳呆倦怠未瘥。宜调中益气为治，予五味异功散变方。处方：明党参12克，漂白术6克，茯苓12克，炙甘草3克，盐陈皮5克，怀山药15克，扁豆仁12克。水煎服，6剂。

**按：**本例虽见心气心阴两虚，而脾气不振乃其根源。故治心之后，调中为其要务，药毕症瘥，此东垣补土益火之义也。

## 心肾不交案

张某，男，65岁，1987年5月7日初诊。

主诉：几年来睡眠一直不佳，甚至彻夜不能入寐，头晕，食少，精神疲倦，四肢乏力，经多方诊治，终难见效，殊为痛苦。

诊查：按其脉象细数有力，察其舌苔薄白质绛。

辨证：证为心肾不交，肝脾不和。

治法：治宜宁心补肾，平肝益脾为主。

处方：朱茯神12克，杭白芍10克，北枸杞12克，珍珠母30克（先煎），法半夏6克，怀山药15克，夜交藤10克，双钩藤10克（后入），五味子3克，合欢皮10克，远志肉5克，柏子仁10克。水煎服。

5月11日二诊：上方药服5剂后，症状有所改善。仍就前法加减。处方：双钩藤10克（后入），明天麻12克，清半夏6克，怀山药15克，漂白术6克，夜交藤10克，合欢皮12克，远志肉5克，五味子3克。水煎服，3剂。

5月17日三诊：药后头晕、纳食改善，不寐仍未减轻。此为心脾受损，营血不足所致。故以补益心脾，宁心安神为主。处方：潞党参24克，炙黄芪18克，柏子仁10克，当归身6克，生地黄12克，丹皮10克，白芍10克，枸杞12克，阿胶18克（后入），酸枣仁10克，黄芩5克，怀山药12克，炙甘草5克，北小麦24克，红枣8枚，夜交藤12克，合欢皮10克，琥珀6克。

5月21日四诊：上方服药3剂后，睡眠有好转。仍就前法加减。处方：潞党参24克，炙黄芪18克，柏子仁10克，当归身6克，生地黄12克，粉丹皮10克，白芍10克，北枸杞12克，阿胶18克，酸枣仁10克，枯黄芩5克，怀山药12克，炙甘草5克，北小麦24克，红大枣8枚，夜交藤18克，合欢皮6克，真琥珀6克。

6月14日五诊：上方服3剂后，睡眠有显著好转，但心火仍炽，烦而不寐。应以泻火、宁心、安神、和胃为主。以十味温胆汤、酸枣仁汤、黄连阿胶鸡子黄汤、半夏秫米汤4方出入施治。处方：潞党参24克，竹茹绒12克，绿枳壳6克，朱茯神15克，蜜橘红5克，远志肉5克，柏子仁12克，知母10克，酸枣仁12克，五味子3克，夜交藤15克，合欢皮15克，黄连6克，阿胶18克（后入），琥珀6克，清半夏6克，北秫米1撮（包），鸡子黄1个（冲）。

上方药服5剂后，不寐证已基本痊愈。

**按**：本例为心肾不交、肝脾不和引起的不寐证。盖肝脾不和，则有头晕食少现象；心肾不交，则睡眠不佳，甚至彻夜不能入寐；营血不足，心脾受损，亦可导致不寐。经云："胃不和则卧不安"。今营血不足，心脾受损，胃中失和，所以卧不安；心火炽盛，则烦而不寐。本例为多年不寐证，病因复杂，故审证求因，审因辨治，尤为重要。在辨证论治中，当以宁心补肾、平肝益脾为主。

## 肝血不足案

曹某，女，32岁，1977年6月6日初诊。

主诉：几个月来，晚间经常烦躁不寐，夜梦多，伴浮肿，以致精神疲倦，四肢乏力。

诊查：舌质淡红苔白，脉沉数。

治法：治以养血安神，平肝和脾法。以酸枣仁汤合半夏秫米汤加减治之。

处方：酸枣仁 12 克，朱茯神 12 克，五味子 3 克，远志肉 6 克，合欢皮 15 克，肥知母 10 克，粉甘草 3 克，清半夏 6 克，夜交藤 15 克，珍珠母 30 克，北秫米 1 撮（包）。水煎服。

6 月 13 日二诊：上方药服 5 剂后，睡眠大有好转。仍用酸枣仁汤加减施治。处方：酸枣仁 10 克，朱茯神 12 克，远志肉 6 克，川芎 5 克，夜交藤 10 克，合欢皮 12 克，五味子 3 克。

6 月 16 日三诊：上方药服 3 剂后，不寐显著好转。姑予十味温胆汤加减治之。处方：潞党参 15 克，酸枣仁 12 克，五味子 3 克，柏子仁 12 克，竹茹绒 10 克，绿枳壳 6 克，朱茯神 15 克，制陈皮 5 克，清半夏 6 克，夜交藤 12 克，合欢皮 10 克，粉甘草 3 克，北秫米 1 撮（包）。水煎服。

上方服 3 剂后，不寐已基本痊愈，浮肿亦已见瘥矣。

按语：本例为心血不足、肝脾不和引起的不寐。心血不足则心火炽盛，烦躁不眠；肝脾不和则可致肝血不足，血虚则无以养心，心虚能致神不守舍。《类证治裁·不寐》曰："思虑伤脾，脾血亏损，经年不寐。"故以酸枣仁汤为主，既养血安神，又清热除烦；肝脾不和则影响胃不和，故加半夏、秫米治之。后以十味温胆汤收功。

## 痹证辨治要法

痹证是由风寒湿之气乘虚侵袭肢体，而引起的肌肉或关节疼痛、肿大等一类疾患。《素问·痹论》早就明确指出痹证的病因和分型，其云："风寒湿三气杂至，合而为痹也。其风胜者为行痹，寒气胜者为痛痹，湿气胜者为着痹也。"俞慎初教授论治痹证，既以《内经》为准绳，又能结合自己多年的临证经验，师古而不泥古，用方灵活多变，临床每有独到之处。兹将俞教授治疗痹证的部分经验介绍如下：

## 治痹常法，祛邪配合通络

俞教授认为，痹证虽有行痹、痛痹、着痹之分，然而均以气血运行不畅、脉络阻闭、气血凝滞、"不通则痛"为共同病机，如明·张景岳《景岳全书·风痹》所指出的："风痹一证，即今人所谓痛风也。盖痹者闭也，以血气为邪所闭，不得通行而病也。"所以通络宣痹是治疗各类痹证的常法。肢体气血流通，运行无阻，营卫复常，则痹痛自可逐渐向愈，即所谓"通则不痛"也。临床治疗上，俞教授多以通络行滞宣痹为前提，每用自拟的蠲痹四藤汤（海风藤、络石藤、忍冬藤、鸡血藤、威灵仙、豨莶草）为基本方，并根据风、寒、湿邪的偏胜和疼痛性质随症加减治疗。如肢体关节疼痛，以上肢和肩背为甚，疼痛游走不定，或兼见恶寒发热，以风邪偏胜者，常加防风、秦艽、羌活、桂枝；如肢体疼痛较剧，得热痛减，遇寒则甚，痛处固定，以寒邪偏胜者，常加川草乌、附子、肉桂等；如肢体疼痛重着、肿胀、痛有定处，或肌腠麻木不仁，以湿邪偏胜者，则加羌活、薏苡仁、防己、苍术、蚕砂等。又如痛在上肢，常加羌活、防风、桂枝、桑枝；痛在腰以下，加独活、寄生、续断、牛膝、木瓜；如久痛体虚、腰膝酸软冷痛，常加黄芪、鹿角霜、杜仲、熟地、枸杞等益气补肾强筋之品。

**例一**：蒋某，男，39岁，1992年3月24日初诊。患者腰背疼痛已半年余。半年前因劳动后沐浴，感到腰背疼痛、沉重、牵掣，随后从腰两侧逐渐沿脊椎均感到疼痛，并有强直感，艰于俯仰侧转。后经福州某医院治疗，腰背疼痛缓解，并经医院X光摄片及血液检查诊断为“风湿性脊椎炎”。半年多来腰背疼痛时缓时剧，痛处重着，转侧不利，每遇阴雨天疼痛加剧。患者腰脊有几处压痛点。肾区无叩击痛，脊椎尚无发现病理性弯曲。其脉细缓，舌质淡红苔白。证属风寒湿痹，以湿邪偏胜。治宜祛风散寒除湿、宣痹通络。处方：忍冬藤15克，鸡血藤12克，海风藤12克，络石藤12克，威灵仙12克，豨莶草12克，羌独活各9克，薏苡仁15克，桑寄生15克，汉防己15克。水煎服，4剂。另以七叶莲根40克，土金针头30克，鸡屎藤30克，合瘦肉炖服。4剂。

3月31日二诊：腰痛减轻。近日夜寐梦多，大便稍干。舌脉如前。仍按前方加减。处方：忍冬藤15克，鸡血藤15克，海风藤15克，络石藤12克，威灵仙12克，豨莶草12克，羌活9克，独活9克，薏苡仁15克，桑寄生15克，汉防己15克，夜交藤15克，合欢皮12克。水煎服，7剂。

4月7日三诊：药后腰脊疼痛有进一步减轻，夜寐转安。舌脉如前。仍按前法。处方：忍冬藤15克，鸡血藤15克，海风藤15克，络石藤12克，威灵仙12克，豨莶草12克，薏苡仁15克，汉防己12克，京丹参12克，白桃仁6克，羌独活各6克。

上方再服7天后，腰脊痛已基本痊愈，仍按上方再嘱服5剂，以巩固疗效。

**按：**患者半年前因汗后沐浴，风湿之邪乘虚侵袭腰背部，阻滞经络，气血运行不畅而发生疼痛，加之湿性重着，故腰部重着强直，转侧俯仰不利；湿邪留滞经络，故每遇阴天雨天疼痛加剧。俞教授以蠲痹四藤汤加羌独活、薏苡仁、汉防己等祛风除湿、宣痹通络而取效，另用福州地区民间验方七叶莲根、土金针头、鸡屎藤合瘦肉炖服，可增强主方的疗效。

**例二：** 郭某，女，68岁，1993年4月26日初诊。患者春节期间因不慎受凉，2个月来经常出现上肢及肩背部疼痛，痛无定处，多于天气变化时发生。近日上肢及肩背疼痛加重，且腰骶部亦感疼痛，下肢酸楚，精神倦怠。脉细，舌淡红苔薄白。证属风寒湿痹，以风邪偏胜，治宜祛风散寒除湿、宣痹通络。处方：羌独活各6克，桑枝15克，桂枝6克，防风6克，忍冬藤15克，鸡血藤12克，海风藤12克，络石藤12克，威灵仙12克，豨莶草10克，牛膝12克，川续断12克，桑寄生15克。水煎服。

5月4日二诊：上方服8剂后，肢体疼痛明显减轻，精神好转。仍按前法。处方：忍冬藤15克，鸡血藤12克，络石藤12克，威灵仙12克，豨莶草12克，丹参12克，赤白芍各10克，当归6克，元胡索10克，牛膝12克，寄生12克。又服7剂后，肢体疼痛消失。

**按：** 本例患者因年老体弱，营卫不固，感受风寒湿邪而致肢体疼痛。俞师初诊以蠲痹四藤汤配合疏风散寒除湿药物治之，痹痛明显改善。次诊减去疏风散邪药物，而增入当归、赤白芍、丹参等养血活血、行滞活络之品，以促进病情痊愈。此乃古人"治风先治血，血行风自灭"的灵活应用。

## 湿热痹证，运用石膏效彰

湿热痹多因素体脾虚湿盛，复感湿热外邪，内外湿热互结，流注关节，经络闭阻，气血运行不畅所致。其证多见患病关节或肢体疼痛，局部灼热红肿，痛不可近，舌苔黄燥，脉滑数。俞师治此证强调清热利湿，常重用石膏并配合宣痹通络之品治疗。俞师指出，石膏寒凉辛散，为解肌透表、清热泻火之圣药，运用石膏治疗湿热痹关节红肿热痛，确有良效。常用药物有石膏、知母、黄柏、桑枝、忍冬藤、连翘、威灵仙、豨莶草、薏苡仁、海桐皮等。如湿热下注，以两膝关节红肿疼痛为甚，即以石膏配四妙散治之。临床上又常有风寒湿痹日久蕴邪化热的寒热错杂之证，此类痹证关节疼痛多无红肿，但可见舌红苔黄、脉沉数、小便黄的内热之象，俞师常以寒热药物并用，运用石膏及知母、黄柏清解里热，并配疏风散寒除湿的川草乌、桂枝、羌活、秦艽、威灵仙、豨莶草，临床每获佳效。

**例三：**苏某，男，30岁。1993年5月31日诊。患者1989年11月出现两膝关节红肿疼痛，且伴有发热，当地医院检查诊为风湿性关节炎，经治疗后关节红肿疼痛消退，但常反复发作。日前因沐浴不慎又出现四肢关节疼痛，尤以两膝关节为甚，且有肿胀灼热感，关节屈伸不利，精神倦怠，口干纳差，小便黄，大便干结，每日一次。舌质稍红苔白腻，脉滑数。此为风湿热闭阻脉络所致，治宜清热除湿，疏风通络。处方：生石膏30克，苍术10克，黄柏10克，牛膝12克，川草乌各6克，徐长卿15克，桂枝6克，羌独活各10克，乳没各10克，赤白芍各10克，桃仁10克，红花6克，天仙藤12克，白花蛇10克。连服7剂后，膝关节肿痛著减，灼热感亦减轻，大便自调，小便稍黄。舌质红苔白厚，脉弦滑略数。前方去徐长卿加干地黄15克，海风藤15克。又续服14剂后，关节灼热肿痛已基本消失，活动自如，余症亦除。

**按：**本例湿热痹痛反复发作3年余，近日复受风湿之邪侵袭，与蕴热搏结，流注关节，阻于经络，导致关节灼热肿痛，故俞师用石膏清解里热；辅以苍术、黄柏、牛膝，则取三妙丸之意，清利下注湿热，助石膏内清之功；又配以祛风散湿和活血通络诸药；且加白花蛇透骨搜风、蠲痹止痛。所以服20余剂后痹痛获瘥。

## 气血虚痹，治宜调补气血

痹证日久，风寒湿邪留恋，日久必耗气伤血，导致气血衰少，筋骨失养故瘘痛不已。或者是年高体弱患者，气血俱虚，易致外邪侵袭，或因将护不慎，触冒风雨，重感于风寒湿邪，导致痹痛时缓时剧，日久不已，此类皆属正虚邪实之证。俞教授治气血虚痹，常用调补气血法，以参芪四物汤加减治疗。

**例四：**叶某之母，79岁，1963年9月18日初诊。患者于20年前，因日寇犯境，避居乡间，乘舆途中翻岭，跌伤腰膝。旋经伤科医生治疗，虽已复原，唯以年迈体衰，腠理疏豁，易为风寒湿三气所乘，经络受其壅蔽，气血因之不行，时久而为痹证。该证发于足膝，时感酸痹，屈伸不利。况年迈体质衰弱，病久元气亏虚，非大补气血不可，遂以参芪四物汤加味出入施用，并以针灸辅治。处方：潞党参9克，绵黄芪15克，川芎4.5克，当归6克，白芍药10克，熟地黄12克，防己10克，苍术6克，川杜仲15克，川续断10克，牛膝10克，水煎服。

针刺穴位：肾俞，腰俞，腰阳关，风市，环跳，足三里，委中，昆仑。在配穴方面，除循经取穴外，并以邻近取穴为原则。

先后服药9剂，针刺10余次，足膝痹痛均除。

**按：**本案例根据病情以参芪补气，四物补血、活血；防风、苍术祛风利湿；杜仲、续断、牛膝壮腰膝，利关节，而止痠痹。配合针刺治疗而收全效。

## 日久痹痛，强调活血通络

俞教授治日久痹痛，多从治瘀入手。认为痹证是受外邪侵袭的肢体、以气血运行不畅、脉络阻闭为病变重点，而日久不愈的痹证，则更多见有脉络不通、瘀血凝滞、"久痛多瘀"的证候。久痹的疼痛较剧烈，痛有定处，有时见有皮下瘀瘢和关节周围结节，舌色紫暗，脉细涩。俞师临床常运用活血祛瘀、行滞通络法，每以张锡纯的活络效灵丹加味（丹参、赤白芍、当归、桃仁、乳香、没药、三七粉）并配合祛邪宣痹的药物治疗，多取得满意疗效。俞师治久痹，也常加雷公藤一味，雷公藤有活血祛瘀、消肿止痛作用，治疗四肢拘挛、历节风痛有良效。但该药有毒性，入药宜久煎，常用量6克。

**例五：**高某，女，30岁，1993年1月7日诊。患者2年来经常出现全身关节疼痛，每于天气变化或遇冷时加剧，近5日疼痛又发作，尤以上肢关节和右侧腰及臀腿部酸痛，痛处固定不移，按之痛甚。弯腰及右腿抬高困难，舌暗红边有瘀点苔白，脉弦细而涩。证属风寒痹痛，日久气血瘀滞，脉络闭阻。治以活血行滞，祛风散寒，通络强筋。处方：（1）黄芪30克，川草乌各5克，乳没各10克，元胡索10克，桃仁6克，红花5克，丹参12克，当归6克，赤白芍各10克，牛膝12克，续断12克，寄生15克，甘草3克。水煎服。

（2）七叶莲根 40 克，南天竹 30 克，鸡屎藤 30 克，合瘦肉 50 克炖服。以上两方各服 10 剂后，肢体及关节疼痛明显减轻，右腿已能抬起。前方已获效，仍按原方出入，前后又各续服 14 剂后，肢体疼痛已消失，步履较自如。为巩固疗效，前方又服 4 剂。

**按：**重视活血祛瘀，疏通脉络，是俞师临床治痹的特点之一，他常在运用祛风散寒除湿药物的同时，配合活血祛瘀法。例如俞师治本例，以乌头汤（去麻黄）祛风散寒止痛；又用活络效灵丹加赤芍、红花、桃仁、牛膝、元胡索等以活血祛瘀止痛；并加入寄生、续断宣痹强筋壮腰，而获得满意疗效。附方中草药七叶莲根、南天竹、鸡屎藤 3 味，是俞师治疗日久痹痛行之有效的验方，临床常配合使用，以增强主方活血通络宣痹之功。

**例六：**吴某，女，31 岁。1984 年 10 月 4 日初诊。

患者自诉：1984 年曾行脾、胰切除术。术前右侧头部及肩臂、下肢时感麻痹且痛，非常不舒，术后仍如是。夜卧善惊，食欲不振，饥不欲食，大便秘结，四五天一次，苔白，脉弦。近二三年来经多个医院治疗没见明显好转，而审因辨证，属于痹证。据查患者性情善怒，病乃恼怒伤肝，气滞血瘀而致痹，治宜益肝行气、滋阴活血、祛瘀通络之法。处方：绵黄芪 30 克，川草乌（制）各 4.5 克，汉防己 15 克，北秦艽 6 克，北枸杞 10 克，北细辛 1 克，明乳没各 6 克，川三七 5 克，川红花 5 克，白桃仁 6 克，川抚芎 3 克，当归尾 6 克，干地黄 20 克，毛柴胡 6 克，赤白芍各 12 克，黑元参 20 克，麦门冬 20 克，肉苁蓉 12 克。水煎服。连服 2 剂。

10 月 7 日复诊：服前方后，症状有所减轻，仍就前法出入施治，处方：潞党参 30 克，绵黄芪 30 克，汉防己 10

克，北秦艽10克，北独活6克，北枸杞12克，桑寄生15克，明乳没各10克，川草乌（制）各6克，川抚芎5克，当归尾6克，赤白芍各12克，干地黄15克，川红花6克，白桃仁6克，麦门冬30克。水煎服，3剂。

11月1日三诊：服上方，症状又显著减轻，舌苔白、质绛，边有瘀斑，脉带数。仍就前法出入。处方：潞党参15克，绵黄芪15克，汉防己15克，带皮苓30克，北秦艽6克，川红花5克，白桃仁6克，当归尾6克，干地黄15克，毛柴胡6克，赤白芍各10克，川抚芎5克，北枸杞10克，北细辛5克，麦门冬15克，川草乌（制）各5克。水煎，嘱其连进20剂，病乃告愈，患者喜甚，特来道谢！

**按：**本方以补肝益肾，温通行气，祛瘀活血，滋阴增液为治，使气行则血行，血行则痹减，佐以滋阴增液之品，使便秘得通，而食亦增矣！

经云："风寒湿三气杂至合而为痹"，这是外因病邪之偏胜而引起的，盖有内因引起之痹症，由于恼怒伤肝，肝气郁滞，气机不利而引起的顽痹。兹所治一例乃属于后者。

## 蠲除顽痹，善用虫类药物

痹证经久不愈，反复发作，"久则血伤入络"（《临证指南医案》），导致病邪停留关节骨骱，瘀血凝滞，痼结根深，难以祛除。临床常见有骨节僵硬变形，疼痛剧烈，停著不移，屈伸不利，舌质暗红或有紫斑，脉细涩。对此类顽固性痹证，若采用一般草木之药的祛邪宣痹常法，是很难获得疗效的，然而俞师善于运用虫类通络法，药取虫蚁以蠲除顽痹，每在随证施治的基础上选用地龙、全蝎、蜈蚣、僵蚕、白花蛇或乌梢蛇等虫类药物，以入络搜风逐邪，通络止痛，临床应用屡获佳效。

**例七**：周某，53 岁，1992 年 2 月 20 日诊。患者四肢关节疼痛已 3 年余，经省某医院诊为类风湿性关节炎，几年来虽经多方治疗疼痛缓解，但经常发作。近年来指、趾关节肿胀、疼痛加重，两手指关节僵硬，已轻度变形，活动不利。脉弦细而涩，舌色暗紫苔白。2 月 15 日经军区某医院复查血沉 75mm/h，抗“O”500 单位，类风湿因子阳性。此因痹证延久，留邪入络，瘀血凝滞而致。治宜疏风散寒除湿，活血通络蠲痹。处方：羌独活各 10 克，徐长卿 12 克，桑枝 15 克，威灵仙 12 克，豨莶草 12 克，川草乌各 3 克，地龙干 20 克，蜈蚣 15 克，全蝎梢 6 克，丹参 12 克，赤白芍各 10 克，甘草 3 克。服 7 剂后关节疼痛减轻，手指活动稍灵活。前方去徐长卿加黄芪 30 克，以后均按本次处方出入，前后复诊 3 次，又续服 21 剂后，关节肿胀疼痛基本消失，活动自如。随防一年余未复发。

**例八**：陈某，女，65 岁，1992 年 6 月 11 日初诊。患者 10 年前经医院诊为类风湿性关节炎。多年来反复发作四肢关节疼痛，以手指关节痛甚，且肿胀感。诊时手指关节已变形，活动时，有轻度受限。伴头晕，夜寐欠佳。脉细数，舌质淡红苔薄白。证属外邪久留入络，气血瘀滞所致。治宜活血通络蠲痹法为主。处方：绵黄芪 20 克，川芎 6 克，全当归 6 克，赤白芍各 10 克，干地黄 15 克，川红花 5 克，白桃仁 6 克，地龙干 15 克，白僵蚕 15 克，怀牛膝 12 克，冬桑枝 15 克，川杜仲 15 克。水煎服，7 剂。

6 月 18 日二诊：药后四肢关节疼痛减轻，但夜寐欠佳，大便稍干，每日一次。舌质淡红苔薄白，脉细数。仍按前法。处方：绵黄芪 20 克，川芎 6 克，全当归 6 克，赤白芍各12克，干地黄15克，川红花5克，白桃仁6克，地龙干15克，白僵蚕15克，怀牛膝12克，冬桑枝15克，夜交藤15克，合欢皮12克，火麻仁15克。水煎服，7剂。

6月25日三诊：药后关节肿痛已明显减轻，大便自调。又嘱服7剂后，关节疼痛已瘥。

**按：**此两例顽痹留邪日久入络，瘀血凝滞，脉络阻闭，故关节疼痛较剧，且肿胀变形。例七俞师既用羌、独、川草乌、威灵仙、豨莶草等祛风散寒除湿；又配以赤芍、丹参活血祛瘀行滞；更加入地龙干、蜈蚣、全蝎梢等虫类药物，以搜剔络内留邪，通络蠲痹止痛。二诊后增入黄芪30克，旨在益气扶正，鼓动气血，驱邪外出。例八的痹证患者因年高体弱，故在益气养血、活血通络的基础上，加入虫类药物，以达标本兼顾、扶正通络之目的。由于两案例之治均方证合拍，祛邪宣痹中应用虫类药，故经三四次治疗后，使多年的痹证缓解，疼痛明显减轻或消失，获效满意。

## 石淋的治疗经验

石淋之为病，其因甚多。凡湿热所致之结石，当以消砂石、利水道、清湿热为治疗大法；肾阴虚者，宜清养滋补；肾阳虚者，当强肾补虚，温阳化湿；阴阳两虚，又当分辨孰多孰少，权衡用药；至于气滞血瘀型，则当行气化瘀，排石通淋为治。对于湿热型之结石患者，俞慎初教授每喜用金钱草、海金沙、鸡内金组成的“三金汤”（原方尚有石韦、瞿麦、冬葵子，俞师多减去不用），或自拟五金汤（三金汤加金铃子、川郁金）为主加减。如痛甚者合活络蠲痛汤；小溲短赤者，合导赤散加玉米须；尿中带血者，加侧柏叶、生地、茅根、仙鹤草；浮肿者，合五皮饮加赤小豆、车前子等利水之品，常获比较满意的疗效。以下介绍验案数则。

**例一：**李某，女，25岁。1977年9月30日初诊。患者排尿时，右腰部刺痛，且痛连右下腹部已两年多。曾经医院行静脉肾盂造影，诊断为“右肾结石”，经治疗多时，迄无减轻。近日来腰部剧痛，右下腹拘急疼痛，小便时尿道刺痛，颜面、足背浮肿，口燥，胃脘胀满不舒。诊其脉细数，舌质绛苔淡白。此为湿热蕴结下焦，燔灼煎熬尿液，积聚成石，阻塞水道，而且脾虚气滞，形成斯症。治宜清热利湿，通淋排石为主，佐以健脾理气，消肿止痛。予五金汤合活络蠲痛汤加减。

处方：四川金钱草15克，海金沙15克，鸡内金10克，金铃子10克，川郁金5克，京丹参6克，赤白芍各6克，明乳没各6克，绵黄芪15克，桑寄生15克，带皮苓15克，赤小豆15克，油麻蒿15克，怀牛膝9克。水煎服。

10月6月二诊：服药5剂后，腰腹疼痛，面足浮肿显著减轻。今右侧腰、腿，连及背、肩臂关节均痠痛，牙齿浮痛。舌苔、脉象如前。法当渗湿健脾、强健腰膝、理气止服痛。拟予活络蠲痛汤合三妙散加味，并嘱以三金汤代茶饮服。

处方：苍术6克，黄柏6克，牛膝6克，白术6克，厚朴5克，陈皮5克，丹参10克，当归6克，明乳没各5克，赤白芍各10克，水煎服。另用四川大金钱草15克，海金沙15克，鸡内金10克，水煎代茶。

10月15日三诊：上述二方药各服5剂后，疼痛大减，唯全身浮肿，胃脘不舒，小溲短赤仍见。舌苔淡白微黄，脉细数。仍拟清热利湿、消肿化结、行气止痛为治，用麻黄连翘赤小豆汤加味，以三金汤代茶。

处方：麻黄3克，连翘6克，赤小豆10克，桑白皮10克，地骨皮10克，杭白芍10克，粉甘草3克，川楝子10克，川郁金6克。另：三金汤照前量煎汤代茶服。

10月22日四诊：上述二方药各服5剂后，右侧偏身痹痛、腰痛明显好转，但口燥、浮肿、脘胀未除。舌苔、脉象同前。当以消肿、除胀、保津为主，拟予新方五皮饮，三金汤代茶。

11月18日五诊：上方各服5剂，肿胀基本消除，唯食欲不振。舌绛脉细数。拟养胃保津为主。

处方：太子参15克，怀山药15克，薏苡仁15克，干石斛15克，明玉竹10克，赤小豆15克，怀牛膝10克，车前子10克，麦门冬15克，黑元参15克。水煎服。另：三金汤同前量，煎汤代茶，服5剂。

前后服药25剂，症状显著好转。后按病情酌予施治，并嘱常以三金汤代茶饮服。随访半年，未见复发。

**例二：**陈某，男，27岁。1978年10月15日初诊。患者经常腰痛，有时痛如针刺，甚则小便点滴不通。经县医院及部队医院静脉肾盂造影，确诊为“左输尿管结石”，特来榕求治。切其脉象沉数有力，察其舌质绛而苔淡白。并诉夜间入寝时感咽喉干燥。尿检：红细胞（++）。此乃湿热蕴结下焦，煎熬尿液，积结成石，阻塞水道，气化不行，砂结较大，阻于尿路，损伤血络。治疗当以渗利湿热为主，凉血止血为辅。拟予五金汤合导赤散加味。

处方：四川大金钱草15克，海金沙12克，鸡内金12

克，金铃子10克，川郁金10克，元胡索10克，玉米须15克，仙鹤草12克。另：四川大金钱草，玉米须各15克，水煎代茶饮。

服上方药2剂后，排出结石一颗，为锥形，约1.1cm×0.7cm×0.5cm。继续服药至10余剂，诸症消失。查尿路平片，已无结石阴影。

**例三：**张某，男，17岁。1979年2月12日初诊。患者反复腰痛、尿道涩痛，排尿困难，尿中带血已历半年，曾经县医院检查，确诊为“尿道结石”。患者常感咽干口燥，舌苔白舌质绛，脉象细数。证属湿热气滞，砂石内伤血络，法当清热利湿，化结止痛，佐以凉血滋阴，投五金汤加味，并以三金汤代茶。

处方：四川大金钱草30克，海金沙15克，鸡内金10克，金铃子10克，川郁金10克，京丹参12克，赤白芍各10克，元胡索10克，车前草12克，干地黄12克，麦门冬12克，仙鹤草12克。

另：四川大金钱草12克，海金沙12克，鸡内金10克。水煎代茶饮。

以上两方各服5剂后，先后排出黄豆大小结石4粒，均为不规则形状，诸症亦随之逐渐消失。

**按：**上述三例，均属于湿热蕴结下焦，煎熬尿液而导致的石淋，临床上均以小便短频困难，腰腹疼痛为主症，故皆投以利湿通淋之三金汤或化结止痛之五金汤为主加减，并根据不同临床表现进行辨治。例一李某，偏于脾虚湿胜，气滞肿胀，偏身痹痛，故合活络蠲痛汤、麻黄连翘赤小豆汤、五皮饮等加减化裁，以奏清热利湿、化结通淋、理气止痛、消肿除胀之功，后期考虑患者病程较长，恐渗利太过，有伤阴分，而拟养胃保津为治。例二陈某、例三张某，湿热蕴结下焦，除气滞外，尚见热灼血络之尿血，故加清热止血之仙鹤草等。根据兼证之不同，对症下药，故收效甚速。

# 内科杂病从痰论治的经验

俞慎初教授临床诊治内科杂病，善于从“痰”辨治。认为许多内科杂病是由“痰”引起，痰是人体的常见致病因素。俗语云：“百病皆由痰而生。”考《内经》有“饮”字而无“痰”字。至《金匮》始有“五饮”之名，而痰饮居其一。盖痰之来源不一，有因气而生，有因风而生，有因寒而生，有因暑而生，有因湿而生，有因热而生，有因惊而生等等。其中或由于多食而成；或伤冷物而成；或嗜烟酒而成；其主要病机则为脾虚所致。痰之为病，症状多端，性尤善变，流动不测，随气升降，于身内外无处不到，如痰滞于肺，则咳喘咯痰；痰迷心窍，则神昏癫狂、惊痫；痰停于胃脘，则痞满呕恶；痰犯巅顶，则头目昏冒、眩晕；流窜经络肢体，可生瘰疬痰核，或肢体麻木，半身不遂，以及许多疑难杂证的形成常与痰有密切关系。所以古代医家有“痰生百病”“百病兼痰”“怪病治痰”的论述。俞教授临床多遵前贤的痰病之说，对许多内科杂病善于从痰论治，而获良好疗效。现举例介绍如下：

## 癫痫之治，豁痰开窍兼以健脾

古人论痫，如《丹溪心法·痫》所云，痫证之发生，“非无痰涎壅塞，迷闷孔窍”。俞教授临床治痫证，每师此旨，多从痰辨治。认为痫证的形成，或因七情失调，或外邪所干，或饮食劳倦、脏腑受损而致，每以痰浊蒙闭心窍为痫证发病的直接因素。因此，临床治痫应着重在于治痰。俞教授常运用豁痰开窍、宁心安神法治之，方用涤痰汤加琥珀、远志、茯神等宁心安神药物治疗。如痰热内蕴，则去人参，加天竹黄、石决明、珍珠母等。

俞教授又认为，痰浊虽是致痫的直接因素，但究其来源，不外乎是脾胃功能失调所致。脾之功能是运化，脾胃损伤则运化失常，水谷精微不得输布，导致水湿停聚成痰。然而痰湿又易困脾，使脾气失升，胃失和降，从而影响人体气机升降的功能，气机运行不畅又加重痰浊的滋生。由于癫痫是痰浊所致，痰是脾虚聚湿而成，所以脾虚痰浊内蕴是癫痫的常见病因。因此，俞教授在治痫中，除了运用豁痰开窍、宁心安神的治法外，还在方中酌情加入太子参、白术、茯苓、怀山药、扁豆等健脾药物，使脾健而无生痰之源，如《幼幼集成》所述：应以“健脾补中为主，久服痰自不生，痫自不作矣。”

## 日久失眠，化痰清热勿忘养心

俞教授治迁延日久的顽固性失眠，多以化痰清热和养心安神两法并施。他既遵明·徐春甫的“痰火扰乱，心神不宁，思虑过伤，火炽痰郁，而致不眠者多矣”之论，又认为顽固性失眠症常虚实夹杂，标实本虚，临床每以痰热扰心且兼心阴耗伤之候为多见。故俞师常用清痰热、养心神的十味温胆汤治疗，每获佳效。

**案例：**林某，男，47岁。1990年5月12日诊。患者严重失眠已1年多，晚上常服安眠药才能入睡，但仅能维持2~3小时，甚则彻夜难眠。寐时梦多，似睡非睡。白天精神不振，头晕目眩，胸闷心烦、口苦口干，纳食欠佳。舌质淡红苔薄黄，脉细数。证属痰热内扰，心阴不足而致的失眠，治以化痰清热，养心安神。拟十味温胆汤加减：太子参15克，远志肉6克，五味子5克，酸枣仁12克，茯苓10克，陈皮5克，半夏6克，竹茹绒10克，枳壳6克，麦冬12克（朱砂拌），干地黄15克，炙甘草3克，北秫米1摄（包），鸡子黄1个（冲）。水煎服，每日1剂。

二诊：上方连服4剂后，睡眠已明显改善，晚上已停服安眠药能睡3~4小时，头晕胸闷、口苦口干均有减轻，按原方加夜交藤12克，又续服7剂。5月24日复诊：睡眠已基本恢复正常，精神尚好，纳食增加。为巩固其效，仍以5月12日方再进3剂。

**按：**本例患者，既有痰热内蕴、上扰心神之候，又因迁延日久，心阴耗伤，心失所养而致失眠经久难愈。故俞教授从治痰和养心入手，以半夏、陈皮、茯苓、枳壳、竹茹、甘草清热化痰；太子参、麦冬、生地、五味子益气养阴生津；又以枣仁、远志养心安神；再加秫米、鸡子黄以增强安神之效。全方配合，共奏清热化痰、养心安神之功，使心神得安，夜寐如常。

### 忧郁脏躁，化痰养心配合安神

俞慎初教授临证治疗脏躁证，常常运用治痰之法，并配合养心安神法而取效。认为脏躁多因平素忧思多虑，情志抑郁，积久伤心，劳倦伤脾，而心脾损伤，化源不足，脏阴亏虚，则阴虚火动，灼液为痰，痰火上扰心神而致脏躁，治宜化痰清热、养心安神法，常用十味温胆汤合甘麦大枣汤治疗。

**案例：**俞某，女，26岁。1984年5月15日初诊。患者婚后得脏躁证。近几个月来因新婚后丈夫久出未归，而情志抑郁，胸闷烦躁，精神恍惚，日则悲伤欲哭，夜晚又难以入睡，心神不宁。诊其舌苔薄白，脉弦细滑，证属心脾两虚，痰热上扰心神所致。治宜理气化痰清热、养心安神润燥，拟十味温胆汤合甘麦大枣汤治疗。处方：太子参15克，酸枣仁12克，五味子3克，远志6克，半夏6克，茯苓9克，陈皮4.5克，竹茹12克，龙齿15克（先煎），夜交藤12克，水煎服。并以北小麦30克，甘草10克，大枣10枚，水煎代茶饮。上方各服20剂后，脏躁得愈，精神复常。

**按：**本证因情志所伤，肝郁气滞，加之素体痰湿内停，痰与气互结而致气机不和，心神失常，故见精神恍惚，悲伤欲哭，烦躁不宁。俞教授运用理气清热化痰的十味温胆汤加安神之龙齿、夜交藤，并与养心安神缓急的甘麦大枣汤配合治疗，共奏理气化痰、养心安神之功，使脏躁得愈，精神复常。

## 痰凝瘿病，理气化痰又须散结

中医所称“瘿病”，即颈前结喉两侧肿大。《诸病源候论》谓：“瘿者，由忧恚气结所生。”指出瘿证常因肝气郁结而发病，临床上多见于患者长期情绪不畅、忧怒无节，导致气机阻滞，肝郁克脾，脾虚失运，津液停聚成痰，痰气交阻于颈部而致瘿肿，如《丹溪心法》所云：“凡人身上、中、下有块者多是痰。”可见瘿的发生与痰凝有关，所以俞教授治瘿证，多注重治痰，常用化痰散结的消瘰丸加夏枯草、黄药子、海蛤壳、山慈菇等药治疗。如兼胸胁胀闷、心烦性急，气滞较甚者，加柴胡、白芍、枳壳、香附、郁金；心悸失眠者加酸枣仁、远志肉、夜交藤、合欢皮等。

**案例：**陈某，女，23岁。1992年9月3日初诊。患者近半年来发现甲状腺两侧稍肿大，平素遇事易于焦虑烦躁，思想不易集中，心悸，性急，汗多，口干喜饮，倦怠乏力，善食易饥。1992年8月11日经某地医院作甲状腺吸$^{131}$I试验：24小时抑制率>80%。血清总甲状腺素测定：T30.54nmol/L，T4103nmol/L，结论未定。后又经省某医院作甲状腺吸$^{131}$I试验：3小时为6%，24小时为36%。甲状腺同位素扫描提示："甲状腺位置形态正常，腺体肿大，放射性分布均匀。结论：甲状腺肿大。"诊其脉弦细，舌质淡红苔薄白。证属气滞痰结之气瘿，治以理气化痰，软坚散结。处方：毛柴胡6克，杭白芍10克，绿枳壳6克，粉甘草3克，黑元参12克，浙贝母10克，左牡蛎30克（先煎），山慈菇6克，海蛤壳12克，黄药子15克，北荞麦15克，麦门冬15克，五味子3克。水煎服。7剂。

8月18日二诊：药后症状略有改善，心烦性急，心悸汗多均有减轻。舌淡红苔薄白，脉弦细，仍按理气化痰，散结消瘿法。处方：毛柴胡6克，杭白芍10克，左牡蛎30克（先煎），山慈菇6克，海蛤壳12克，黄药子15克，夏枯草12克，北荞麦15克，麦门冬15克，五味子3克，粉甘草3克。水煎服。10剂。

上药服后，两侧甲状腺明显缩小，心烦性急、心悸多汗症状也基本消失，身体复常。

**按：**本病多因平素情志内伤，以导致肝郁气滞，脏腑失和而引起。肝主疏泄，肝气宜畅达升发。如肝气郁滞能导致多种脏腑气机失调，也能与多种外侵或内生的致病因素合邪为病。如气病及血，气聚血结，或气与痰湿互结，均可酿成肿块。而足厥阴肝经属肝络胆，途经喉咙，故引起颈部两侧甲状腺肿大而形成瘿病。俞教授治肝郁痰结之气瘿，把治疗重心放在理肝气、散痰结上，运用四逆散配合消瘰丸加味而取效。

## 心悸重症，益气补阴佐以祛痰

俞教授认为，心悸病证多有本虚标实、虚实夹杂的证候特点。本虚则素体气血亏虚或心气不足，以致心失所养；标实系内蕴痰浊或痰热扰心，而出现心悸不宁。然而，本虚也常常是痰浊内蕴的病变基础。如《证治汇补·惊悸怔忡》所云："心血一虚，神气失守，神去则舍空，舍空则郁而停痰，痰居心位，此惊悸之所以肇端也。"所以在治本虚心悸证时，常兼以治痰。俞教授曾运用益气补阴兼以化痰理气法，治愈一例心悸重症病患。现介绍如下：

**案例：**吴某，女，53岁。住省某医院心外科。会诊记录："患者系风湿性心脏病二尖瓣分离术后14年，再度狭窄关闭不全。5天前在全麻气管插管体外循环下作二尖瓣机械瓣27号置换术。术中经过良好，术后亦自觉良好，唯目前咳嗽较多，食欲欠佳，难予入眠，特邀会诊，赐予中药治疗"。由病人家属送"会诊记录"，前来邀诊。经会同前往诊察。

1990年4月27日前往诊查：患者形疲神倦，心悸气促，咳嗽，痰白不易咯出，渴不喜饮，舌质光绛，脉象带促，有不规则间歇现象。据家属代诉，患者心烦不寐，食欲不佳，大便硬结，小便短赤。该证乃气阴两伤，病势危重，应先以益气救阴，涤痰宁心为治。处方：西洋参10克（另炖，冲），朱砂冬15克，五味子3克，天竹黄6克，竹沥汁1匙（冲），川贝母10克，制胆星6克，瓜蒌实15克，降真香6克，制苏子10克。

水煎服，连服3剂。

4月29日复诊：心悸有好转，尚能入睡，痰易咯出，食量不多。胃中有火，口干，津亏，宜以养胃保津为主。处方：北沙参10克，干石斛12克，扁豆仁12克，怀山药15克，结茯苓10克，干地黄15克，黑元参12克，麦门冬15克，川贝母10克，酸枣仁12克，竹沥汁1匙（冲）。

水煎服，连服3剂。

5月2日三诊：前方服3剂后，饮食以半流质为主，尚觉有味，神疲转好，痰黏，不寐。以涤痰安神为治。处方：南沙参10克，制胆星6克，盐陈皮5克，川贝母10克，结茯苓10克，炙甘草3克，天竹黄10克，远志肉6克，酸枣仁12克。

朱砂安神丸3克（晚9时左右送服）。

水煎服，连服3剂。

5月7日四诊：食欲有进步，尚有时恶心，但痰少而有神。应以化痰安胃为治。处方：竹茹绒10克，绿枳壳6克，盐陈皮5克，川贝母10克，结茯苓10克，炙甘草5克，酸枣仁10克，竹沥汁1匙（冲）。

朱砂安神丸3克（晚9时左右送服）。

患者至7月底已基本好转，并告诉要注意疗养。不久即离院返家，悉心以中药调治。9月上旬又来诊查，见患者形容尚好。自诉：饮食、二便正常，唯食量不多，咳嗽痰白。姑以促进食欲及止嗽化痰之药予服。

**按：**本证为风湿性心脏病术后重症，气阴两伤，呈现形倦、神疲，气促，口渴，咳嗽痰粘，心烦心悸不寐，食欲欠佳，舌质光绛，脉象带促，故以生脉散为主，防治心源性休克。据实验研究：生脉散对心源性休克，有保护、强心、升压作用。西洋参味苦、甘，性凉，补肺降火，养胃生津，治肺阴不足，虚热喘咳，咽干、口渴。动物实验有镇静作用。麦门冬甘、微苦、寒，清心润肺，养胃生津，治心烦津伤，肺燥干咳，口渴，便结，对强心养阴有效。加染朱砂为衣，故叫“朱砂冬”，增强安神除烦作用。五味子甘、酸、平，敛肺滋肾，生津安神，治久嗽虚喘，津少口干，自汗、盗汗，健忘失眠等。生脉散的性能功用，符合本证气阴两伤所呈现的症状。本证除了益气救阴之外，则是化痰理气亦为重要。古人认为痰能生百病，因机体受痰所阻导致病即发作，气机利积痰则去，故化痰亦要理气，用胆星、川贝、竹沥、瓜蒌、天竹黄以化积痰，盐陈皮、紫苏子、降真香以理气机，俾病能转危为安，这是辨证求因正治之法也。

## 风痰口僻，化痰通络顾及治风

口僻，又称面瘫，其主要症状为口眼歪斜。本病多由于人体正气不足，风邪乘虚入侵面部阳明之脉，导致风痰挟瘀，流窜经络，经络瘀滞而发生。俞师认为本病的致病因素，除了正虚与风邪之外，痰瘀亦为重要的原因。然而，风邪每有外风、内风之分，外风则为六淫之风邪客于面部经络而致；亦有因内风引起，如肝肾阴虚，肝阳化风上扰，风与痰瘀搏结，面部经络阻滞而致。本病以正虚为本，风痰瘀为病之标，故临床多从虚、风、痰、瘀四方面辨证论治。

**案例一：**洪某，男，65岁，1992年7月6日初诊。患者一星期前凌晨起床时，突然口眼㖞斜，左侧面颊部麻木不仁，前额皱纹消失，口角下垂，口流涎水，语言謇涩。两侧上下肢活动尚可。平素血压偏低，痰涎量多，色白。脉弦滑，舌淡红苔白。证属风痰阻络，治宜祛风化痰、活血通络法。处方：白附子5克，白僵蚕5克，全蝎梢6克，地龙干15克，制胆星6克，川贝母10克，盐陈皮5克，干地黄15克，川芎5克，赤芍药10克，当归尾6克，清半夏9克。水煎服，5剂。

7月11日复诊：服上药后口眼㖞斜略有改善，口角流涎减少，语言仍謇涩。脉弦滑，舌淡红苔白。仍按前方加减。处方：白附子5克，白僵蚕5克，全蝎梢6克，地龙干15克，制胆星6克，川贝母10克，盐陈皮5克，清半夏9克，石菖蒲6克，枳实6克，干地黄15克，川芎5克，赤芍药10克，当归尾6克，水煎服，7剂。

7月18日三诊：服上药后面颊部歪斜已减轻，痰涎减少，语言稍流利。脉弦滑，舌淡红苔白。处方：白附子5克，白僵蚕5克，全蝎梢6克，地龙干15克，制胆星6克，盐陈皮5克，清半夏9克，石菖蒲6克，远志6克，京丹参12克，川芎5克，赤芍药12克，当归尾6克，水煎服，5剂。

7月23日四诊：药后口角及面颊部歪斜已愈，语言已流利。脉滑，舌质淡红苔白。治宜益气活血通络法，以善其后。处方：绵黄芪15克，太子参15克，京丹参12克，赤白芍各10克，白桃仁6克，粉丹皮12克，干地黄15克，当归尾6克，薏苡仁12克，怀牛膝15克。水煎服。嘱其再服5剂，以巩固疗效。

**按：**本例年老体虚，卫外不固，络脉空虚，风痰乘虚内窜阻络，导致气血痹阻，运行不畅，筋脉失于濡养，则见面颊麻木，口眼㖞斜，语言謇涩。本例之治，以牵正散加地龙干祛风痰、通经络；又以制胆星、陈皮、半夏、贝母等燥湿豁痰；配以干地黄、赤芍、川芎、归尾等品活血通络。全方配合，共奏祛风化痰、活血通络之功效。

**案例二：**吴某，女，67岁，1988年3月15日诊。

患者平素血压高，痰湿重。今年3月以来，手足发麻，风痰上壅，头晕，目眩，口眼歪斜，舌蹇语涩，苔白质绛、脉象弦滑。饮食虽少而神志尚清，脉症互参，审系肝肾阴亏，风痰闭窍，络脉受阻，气机失调，先以平肝息风，化痰开窍，行血通络为治。处方：制胆星6克，蜜橘红5克，法半夏5克，川贝母10克，结茯苓10克，石菖蒲5克，炙甘草3克，远志肉6克，天竹黄10克，竹沥汁1匙（冲），京丹参12克，白桃仁6克，双钩藤10克（后入），生地黄15克，明天麻10克，石决明20克（先煎）。水煎，服4剂。另送大活络丹4丸，每次1丸化服。

次诊：前方服4剂后，症状有好转，仍以化痰开窍、行血通络为治。处方：绵黄芪30克，白桃仁克，京丹参12克，制胆星6克，地龙干15克，炙甘草3克，天竹黄10克，竹沥汁1匙（冲），川贝母10克，干地黄15克。水煎服，4剂。

另：送服大活络丹4粒，每次1粒化服。

三诊：药后痰少，舌蹇语塞亦减，唯面瘫未去，神差尚在。仍就前法，加清心宁神为治。

处方：绵黄芪60克，全蝎梢6克，地龙干15克，京丹参12克，白桃仁6克，远志肉6克，石菖蒲6克，竹沥汁1匙（冲），川贝母10克，麦冬（朱砂拌）15克，水煎，服3剂。

另：送牛黄清心丸3粒，每剂1粒（冲化）。

四诊：服前方3剂后，症状有显著好转，嘱其继续服用，至15剂后，基本恢复正常。

**按**：本例属于阴亏火旺之证，阴血虚则风痰盛，风痰盛则窍闭，气机失调，故舌蹇语涩。化痰通络，则以益气行血为先，故重用黄芪而益气，丹参、桃仁以行血祛瘀；生地、钩藤、天麻、全蝎、地龙以养阴息风镇痉；竹沥、川贝以化痰；菖蒲、远志以开窍；朱砂麦冬以安神泻火；大活络丹以通络止痛；牛黄清心丸以清心安神，诸药配合，使病情得以恢复。

# 久病从瘀治经验

俞慎初教授多年来对古代医家叶天士化瘀通络理论、王清任的活血逐瘀名方以及唐容川《血证论》中的治血诸法深有研究，且颇有心得，从而总结出“久病从瘀治”的治疗经验。他认为临证治病，调理气血尤为重要，特别是久病之人，每在损伤正气的情况下，导致气血运行的障碍，而出现血瘀症。如叶天士所云：“初为气结在经，久则血伤入络。”所以俞师在临床上对久病不愈的疑难病证，多着眼于治瘀上，或寓祛瘀法于他种治法之中，往往取得满意疗效。临床上俞师常细察患者面色是否晦滞，舌质有无青紫或瘀斑，同时结合病程的久暂、疼痛性质和移着，从而进行全面分析，灵活运用活血祛瘀法。兹举数例叙述于下：

## 理气养胃活血法治胃痛

俞教授认为，胃脘疼痛迁延日久，屡治不愈，每有瘀血阻滞胃络。临床常见胃痛如针刺或刀割样，固定不移，拒按，有时痛连胁背，舌质黯紫或有瘀斑，脉弦涩。宜以活血祛瘀，理气养胃为治。常用四逆散、四君子汤与金铃子散或活络效灵丹合方加减。

**例一：**蔡某，女，66岁，工厂退休工人。1992年7月13日初诊。胃脘疼痛反复发作已10多年，近一星期来疼痛较剧，时呈针刺样疼痛，痛有定处，且胀闷感，胃纳少。舌质黯红，苔白，脉弦细。俞师诊为气滞血瘀，久病入络，治以理气活血养胃法为主。处方：毛柴胡6克，杭白芍10克，绿枳壳6克，粉甘草3克，京丹参12克，白桃仁6克，当归身6克，川三七5克，川楝子10克，元胡索10克，潞党参15克，绵黄芪15克。水煎服。

7月18日二诊：上方服5剂后，胃痛明显减轻，仍感胃胀，胃纳少。舌质黯红苔白，脉弦细。前方加减。处方：毛柴胡6克，杭白芍10克，枳壳6克，粉甘草3克，京丹参12克，白桃仁6克，当归身6克，川三七5克，川楝子10克，元胡索10克，绵黄芪15克，台乌药10克，麦谷芽各15克。水煎服。患者服5剂后，胃痛消失。

**按：**俞教授诊治本例病证，主要针对患者胃痛日久，且痛如针刺，痛处不移、舌质暗红等血瘀之象，故在疏肝理气止痛的基础上，加入丹参、桃仁、当归、三七、赤芍等活血祛瘀药物，以疏通胃络；又配党参、黄芪以补脾益气养胃。因理气、祛瘀、补虚并治，故疗效颇佳。

## 祛瘀解毒通络法治脱疽

脱疽一证，多因素体阳虚，阴寒内盛，寒邪侵袭，凝滞脉络而致。血遇寒则凝，寒湿之邪袭入经脉，导致气血凝滞，血脉瘀阻，凝结不通；或气滞血瘀，久郁化热，湿毒浸淫，脉络闭阻，从而引起肢末气血不充，失于濡养，或无血供养，出现皮肉枯槁不荣，甚至趾节坏死脱落。如《灵枢》所述："寒邪客于经脉之中，则血泣，血泣则不通，不通则卫气归之，不得复发，故痈肿，寒气化热，热胜则腐肉，肉腐则为脓，脓不泻则烂筋，筋烂则伤骨。"故俞师指出，血脉瘀阻是本病的突出矛盾，临床上在运用温阳通脉或清热解毒的同时，应重视活血祛瘀的治疗。常用药物有黄芪、桂枝、附子、丹参、当归尾、桃仁、红花、乳香、没药、川三七等；或选用金银花、元参、黄柏、赤芍、当归、丹参、桃仁等。

**例二：**江某，女，45 岁，1977 年 7 月 7 日初诊。患者近几个月来左腿连及足拇趾麻痛，有时如针刺，疼痛难忍，经市某医院外科检查，诊断为血栓闭塞性脉管炎。连续服药 10 余次，未见效果，乃前来求治。察其患处瘀紫，漫肿，灼热，剧痛，甚觉不耐。诊其脉细数，舌苔薄黄。此证中医名为"脱疽"，系由邪毒郁火引起营卫不调、气血凝滞而成。治以活血祛瘀、解毒定痛为主。用三妙散、四妙勇安汤加减治之。处方：苍术 6 克，黄柏 6 克，牛膝 10 克，银花 15 克，元参 12 克，当归 6 克，甘草 3 克，丹参 10 克，桃仁 6 克，赤芍 6 克。水煎服，6 剂。

外用芙蓉叶、甘草粉捣匀，调麻油敷贴患处，每日 1 换。

7月13日二诊：药后肿痛已大瘥，唯有时还剧痛。仍按前方加减。处方：丹参10克，赤芍6克，当归6克，元参30克，银花30克，甘草6克，桃仁4.5克，红花4.5克，苍术10克，黄柏6克，牛膝10克。水煎服。3剂。

7月16日三诊：前方服后，尚见两脚漫肿，静脉浮现，微疼。用三妙散、四妙勇安汤、活络效灵丹合治。处方：苍术6克，黄柏6克，牛膝10克，元参30克，银花30克，甘草6克，当归6克，丹参10克，赤芍10克，乳香6克，没药6克。水煎服。5剂。

7月21日四诊：上方服后，脚肿消，疼痛减，仍就前法加减。处方：丹参10克，赤芍10克，当归6克，乳没各6克，苍术6克，黄柏6克，牛膝10克，元参12克，银花12克，甘草6克，桃仁4.5克，红花4.5克。水煎服。3剂。

7月24日五诊：服前方后，症状显著好转。仍就前方加减。处方：苍术10克，黄柏6克，牛膝10克，丹参6克，乳没各6克，当归4.5克，赤芍6克，白芍6克，元参15克，银花15克，生地15克。水煎服。6剂。

1977年10月15日、11月2日、11月5日、11月12日患者曾4次来诊，均依照上方出入施治。先后服药12剂，腿及足趾疼痛基本消失，唯尚有微肿及畏风现象，应用下方收功。处方：黄芪12克，续断12克，抚芎12克，赤芍6克，白芍6克，苍术6克，川柏6克，牛膝9克，当归6克，甘草3克。水煎服。3剂。

**按**：脱疽之名，源出《刘涓子鬼遗方》，又名脱痈、脱骨疽、脱骨疔。多发于足趾，溃久则趾自落，故名。古谓本证由于郁毒邪蕴于脏腑，阴亏不能制火而发；或因外感寒湿邪毒，营卫不调，气血凝滞而成。初起患趾麻疼，日久趾如煮熟红枣，转暗变色，灼痛不耐，筋骨腐烂，向周围或深部蔓延，伤至邻近肢趾及脚面，延及小腿等处。故本证以活血化瘀、解毒定痛为主而取效也。

**例三：**张某，女，53岁。1989年11月16日初诊。患雷诺氏病20余年。平素肢末欠温，指端青紫疼痛，除拇指外，其余指端有指节脱落的伤口，略溃烂，胀痛。患者体虚形瘦，面色白光白，舌质胖嫩，色黯、苔薄白，脉沉细。证属寒伤脉络，血脉凝滞而成脱疽，治以温阳通脉，活血祛瘀为主。处方：绵黄芪15克，桂枝尖6克，杭白芍10克，京丹参12克，当归尾6克，白桃仁6克，淡附子5克，川红花6克，元胡索10克，明乳没各10克，川三七5克，粉甘草3克。上方服20余剂后诸症好转，指端胀痛消失，伤口痊愈，肢末转暖。俞教授重视本病的体虚和寒邪凝结、血脉阻滞的致病之因，而一以温通活血祛瘀为主治之，并兼顾本虚，以攻补并用而获满意疗效。

## 舒筋活血通络法治久痹

俞教授认为，无论是风寒湿痹或热痹，如反复发作，迁延日久，则风寒湿邪每入于血脉，而出现气血运行不畅、瘀血凝滞的证候。血瘀久痹的疼痛一般较为剧烈，痛有定处，有时可见有皮下瘀瘢或关节周围结节，舌色黯紫，脉细涩。俞师在临床上常以活血祛瘀与舒筋通络之法合用，每用张锡纯的活络效灵丹加味（丹参、赤白芍、当归、桃仁、乳香、没药、三七粉）配合祛风散寒除湿或清热的药物治疗。俞师治久痹，也常加入虫类搜剔络道之药，如白花蛇、乌梢蛇、地龙、全蝎、蜈蚣等药，以助祛瘀通络、除痹止痛之功效。

**例四：**高某，女，30岁。1992年9月17日初诊。患者

2~3 年来经常出现全身关节痠麻疼痛，每于天气变化或遇寒冷时加剧。近 5 日来疼痛又发作，尤以上肢关节和右侧腰腿部痠痛为甚，弯腰及右腿抬高均困难，舌暗红边有瘀点，苔白，脉弦细而涩。证属风寒痹痛，且日久气血瘀滞，脉络闭阻。治宜活血行滞，祛风散寒，通络强筋，拟乌头汤合活络效灵丹加减。处方：①黄芪 30 克，川草乌各 5 克，乳没各 10 克，元胡索 10 克，桃仁 6 克，红花 5 克，丹参 12 克，当归 6 克，赤白芍各 10 克，牛膝 12 克，续断 12 克，桑寄生 15 克，甘草 3 克，水煎服。②七叶莲根 40 克，南天竹 30 克，鸡屎藤 30 克，合瘦肉 50 克炖服。

9 月 27 日复诊：以上两方各服 10 剂后，肢体及关节疼痛明显减轻，右腿已能抬起。舌脉如前，仍按前法。处方：黄芪 30 克，川草乌各 5 克，乳没各 10 克，元胡索 10 克，桃仁 6 克，川红花 5 克，丹参 12 克，当归尾 5 克，赤白芍各 12 克，牛膝 15 克，续断 12 克，桑寄生 15 克，地龙干 12 克，粉甘草 3 克。水煎服。配服方同前。患者又续服 14 剂后，肢体疼痛消失，步履自如。为巩固疗效，又嘱其再服前方 4 剂。

**按：**重视活血祛瘀、疏通脉络是俞教授临床治痹证的特点之一，他常运用此法治疗日久不愈的风湿性关节炎、类风湿性关节炎、慢性腰腿痛、肩周炎等而获得较好的治疗效果。

**例五：**林某，女，34 岁。1992 年 7 月 27 日初诊。患者反复关节疼痛 2 年余，近 10 天疼痛发作，呈游走性，以四肢肘、膝关节为主，局部轻度肿胀，屈伸不利，步履时疼痛加剧，皮肤出现紫红色斑点，无恶寒发热，但伴头痛，倦怠乏力，口干。诊其脉弦细数，舌淡红苔薄白。7 月 21 日血沉检测：39mm/h，抗 O<500u。证属风湿痹痛，日久气血瘀滞，脉络闭阻。治宜祛风除湿，活血通络之法。处方：鸡血藤 12 克，海风藤 12 克，忍冬藤 15 克，络石藤 10 克，京丹参 12 克，白桃仁 6 克，赤白芍各 12 克，干地黄 10 克，元胡索 10 克，豨莶草 10 克，威灵仙 10 克，水煎服。4 剂。

7 月 25 日二诊：药后关节及肌肉疼痛均减轻，皮肤紫红色斑点已部分消退，精神尚好。仍按前方加减。处方：鸡血藤 12 克，海风藤 12 克，络石藤 12 克，京丹参 12 克，赤白芍各 12 克，当归尾 6 克，白桃仁 6 克，薏苡仁 15 克，川郁金 6 克，粉丹皮 12 克，黑元参 12 克，粉甘草 3 克。水煎服。7 剂。

8 月 2 日三诊：服上方后关节疼痛已明显减轻，皮肤紫红色斑点已消退。脉细数，舌淡红苔薄白。处方：鸡血藤 12 克，海风藤 12 克，络石藤 12 克，京丹参 15 克，赤白芍各 12 克，当归尾 6 克，白桃仁 6 克，薏苡仁 15 克，汉防己 12 克，威灵仙 12 克，粉甘草 3 克。水煎服。

上方又服 5 剂后，关节疼痛已愈。

**按：**本例属反复发作之痹证，多年来全身关节疼痛游走不定，具有风邪入侵脉络的特点，因风为阳邪，其性善窜，所以游走无常。风邪夹湿阻于筋骨，故见关节微肿而痛。又风湿之邪留滞脉络，郁而化热，邪气壅阻，气血凝滞，血运不畅，脉络不通，故皮肤局部出现红紫斑点。俞教授治本例仍然运用祛风除湿、活血通络法治疗而取效。

## 活血祛瘀通脉法治胸痹

胸痹是以胸闷胸痛或心痛、呼吸不畅为主要特征的病证，常见于现代医学的冠心病、心绞痛、心肌损害、肋间神经痛等。俞师认为，胸痹的主要病变多在心和肺，其发生与气血功能紊乱和失调有关。“气行则血行，气滞则血瘀”，如情志所伤，肝郁气滞日久常致血流不畅，心脉瘀阻而为胸痛；或素体阳气不足、胸阳不振，导致气血运行不畅，脉络痹阻而致本病。故本病是以脉络瘀阻为病变重点，日久不愈则“久病入络”，其血瘀之象更为突出。所以俞师治胸痹常采用调理气血之法，尤其是对胸痹日久、络脉不通，胸部闷痛或钝痛者，则着重以活血化瘀、通脉止痛法治疗，常用血府逐瘀汤或活络效灵丹合瓜蒌薤白半夏汤加减。

**例六：**林某，女，47岁。胸部疼痛时缓时剧已3年余，经省某医院诊为“心肌炎；肥厚型心肌病”。近日胸痛又复发，以左胸痛为甚，伴胸闷气短，呼吸不畅。舌淡红边紫斑苔薄白，脉沉缓。证属气血郁滞、胸阳不振，治宜活血祛瘀，通阳止痛。处方：京丹参12克，白桃仁6克，当归身6克，川楝子12克，元胡索10克，赤白芍各10克，苏薤白6克，干瓜蒌24克，清半夏6克，朱砂冬15克，夜交藤12克。5剂，水煎服。又配服复方丹参片。上方服后，左胸痛明显减轻，余症亦改善。仍守前方又继服7剂后，精神转佳，胸痛消失。

**例七：**胡某，女，64岁。1992年8月27日初诊。患者2个月来胸部时时感到闷痛，伴头晕心悸，动则气急，每于劳累后胸闷胸痛加剧，脘腹痞闷，腹皮增厚，下肢微有浮肿。入夜口干，夜寐欠佳。舌质红少苔，脉细数。7月4日心电图提示：“室性早搏，心肌供血不足。”血压17.7/12.3kPa。证属脉络痹阻之胸痛，治以益气活血、宣痹通络、兼以利湿之法。处方：绵黄芪15克，山萸肉12克，京丹参12克，当归尾6克，赤白芍各10克，白桃仁6克，苏薤白6克，干瓜蒌15克，清半夏6克，带皮苓30克，赤小豆15克，麦冬（朱砂拌）15克。水煎服，4剂。另：秋石丹100克，代盐食用。

9月3日二诊：服上药后胸痛缓解，下肢浮肿减轻。舌质红苔薄白，脉细数。仍按前方加减。处方：绵黄芪15克，干瓜蒌15克，苏薤白6克，清半夏6克，京丹参15克，当归尾6克，赤白芍各12克，白桃仁6克，山茱萸15克，带皮苓30克，赤小豆15克，代赭石18克。水煎服，7剂。

9月13日三诊：服药后胸痛未再发作，下肢浮肿消退。近日大便干结，3日1解。舌质红苔薄白，脉细数。处方：生地黄15克，山萸肉15克，粉丹皮10克，麦门冬15克，怀山药12克，北沙参15克，京丹参12克，赤小豆30克，干瓜蒌20克，水煎服，7剂。

9月20日四诊：服上方后患者精神尚好，大便自调，诸症已瘥。又嘱其续服5剂，以巩固疗效。

**例八**：黄某，女，49岁，福州市公安局干部。1992年7月13日初诊。胸闷、胸痛发作3天。患者近几年来经常出现胸闷、胸痛，以心前区疼痛较甚，常于劳累、情绪紧张或受凉、饱食后诱发。且伴有心悸，气急，头晕，倦怠乏力。舌淡红苔薄白，脉弦细。6月12日福州市某医院的血脂测定：总胆固醇5.53mmol/L，甘油三酯1.93mmol/L。心电图提示：心肌劳累；窦性心动过缓。证属气滞血瘀，胸阳痹阻。治宜活血化瘀，益气通阳宣痹。方用瓜蒌薤白半夏汤加味。处方：绵黄芪15克，太子参12克，京丹参12克，干瓜蒌30克，苏薤白6克，清半夏6克，赤白芍各12克，当归身6克，白桃仁6克，北楂肉10克。水煎服，5剂。

7月18日二诊：药后胸闷、胸痛减轻，精神好转，仍按前法。处方：绵黄芪15克，太子参12克，京丹参12克，干瓜蒌15克，苏薤白6克，清半夏，赤白芍各12克，当归身6克，白桃仁6克，川芎5克，三七粉6克（分冲）。

7月25日三诊：上方服7剂后，胸痛未再发作，但仍时觉胸闷，上下肢稍有麻痹感。近2个月来经量少，色暗红。尿量多，色清，时有余溺。舌淡红苔薄白，脉弦细。处方：毛柴胡6克，赤白芍各12克，结茯苓10克，粉甘草3克，益母草15克，制香附6克，威灵仙12克，豨莶草12克，怀牛膝12克，桑寄生15克，益智仁6克，覆盆子10克。

上药续服5剂后，胸闷、胸痛已瘥，余症均有明显改善。

**按：**心居于上焦胸部，主血，司血液的运行。若心气不足，心血不畅，导致气机阻痹，胸阳不展，气滞血瘀而出现胸部闷痛。所以俞教授临证治疗胸痹心痛证，重视运用活血祛瘀法，同时又注意到病情的虚实和标本缓急，即运用活血祛瘀法使气血运行、“通则不痛”的前提下，又善于配合应用理气化痰、益气通阳等各种治法，标本兼治，通补兼施，以协调人体气血阴阳和脏腑的功能，加速病情的痊愈。

## 化痰益气活血法治中风

中风而见口眼㖞斜、半身不遂、语言不利者，即见于风中经络或中风后遗症，多因卫外不固，络脉空虚，风邪乘虚入中于络，引起气血痹阻，运行不畅，筋脉失于濡养所致；或由于年老体衰，肝肾不足，气血虚少，血行不畅，血脉痹阻日久而引起，以气虚血瘀为主要病机。俞教授治风中经络者，常在祛风化痰的同时，配以活血通络药物，方选牵正散加丹参、赤芍、归尾等；治中风后遗症，多宗张锡纯的“气血虚者，其经络多瘀滞。……加以通气活血之品，以化其瘀滞，则偏枯痿废者自愈”的观点，运用活血化瘀、益气通络法，常用王清任的补阳还五汤加丹参、白僵蚕、全蝎梢等治疗。

**例九：**赵某，男，43岁。1992年10月26日初诊。患者自上月28日起出现右侧面神经麻痹，口眼㖞斜，嘴角向左歪斜，右眼不能闭合，右侧鼻唇沟变浅，口唇部稍麻痹，四肢倦怠乏力，口干咽燥，咬嚼不灵活，语言謇涩。脉弦细，舌质淡红苔白。血压14/9.3kPa。证属风痰阻络，拟祛风化痰、活血通络法治之。处方：白附子6克，白僵蚕6克，全蝎梢6克，地龙干15克，干地黄12克，京丹参12克，赤白芍各12克，当归尾12克，北羌活6克，桂枝尖6克。水煎服，5剂。

11月2日二诊：药后病情略有好转，口眼㖞斜略有改善，仍守前法。处方：白附子6克，白僵蚕6克，全蝎梢6克，蜈蚣1对，白桃仁6克，干地黄12克，粉丹皮12克，京丹参12克，当归尾6克，软防风6克，蝉蜕5克。水煎服，5剂。

11月9日三诊：服上药后，右侧面肌已略感觉，右眼稍能闭合，语言已有改善。舌质稍红苔白，脉弦细。处方：白附子6克，白僵蚕6克，全蝎梢6克，地龙干15克，蜈蚣1对，蝉蜕5克，京丹参12克，赤白芍各12克，当归尾6克。水煎服，5剂。

11月14日四诊：药后症状稍有改善，舌脉同前。按前方加减。处方：白附子6克，白僵蚕6克，白桃仁6克，全蝎梢6克，地龙干12克，赤白芍各12克，当归尾6克，京丹参12克，蜈蚣1对，蝉蜕5克，干地黄15克，制首乌

15克。水煎服，6剂。

11月20日五诊：药后口眼㖞斜有较大改善，右侧鼻唇沟已恢复，舌体较前正，语言已较流利。舌淡红苔薄白，脉弦细。处方：川芎6克，当归尾6克，赤芍药10克，干地黄15克，白桃仁6克，川红花5克，白附子6克，白僵蚕6克，全蝎梢6克，蝉蜕5克，丝瓜络10克，茜草根5克。水煎服。

上药服6剂后，口眼㖞斜已基本恢复，语言清晰，说话已较流利，余症亦愈。

**按：**本例患者因素体正气不足，腠理不闭，络脉空虚，面颊部遭受风邪侵袭，造成营卫不和，气血痹阻，经络阻滞，筋脉失养，而出现口眼㖞斜，语言謇涩等症状。故俞教授始终以疏风化痰、活血通络为治，取得较好的治疗效果。

**例十：**吴某，男，72岁。1993年4月3日诊。患者半年前中风，经医院抢救治疗后遗留半身不遂。现右侧肢体偏瘫，口眼㖞斜，语言謇涩，肢体活动不灵，舌淡紫苔白，脉细涩无力。证属气虚血瘀，脉络痹阻，治宜益气活血通络。处方：绵黄芪60克，当归尾6克，赤芍药4.5克，地龙干15克，川芎3克，白桃仁6克，川红花3克，全蝎梢4.5克，水煎服。

上方连服20剂后，偏瘫的肢体已基本恢复，精神好转，行动较自如，迄今已多年，身体乃尚好。

**按：**本例运用补阳还五汤加味治疗，前后连服20剂取效。近几年来，俞教授运用补阳还五汤加减治疗多例气虚血瘀的中风后遗症患者，收到显著的治疗效果。若肝阳上亢、火升风动，而见头晕面赤、半身不遂、口眼㖞斜者，则应以平肝潜阳、息风通络法，用镇肝息风汤加减治疗。

俞慎初教授在长期的医疗实践中，总结了从瘀论治内科杂病的经验，既遵从前贤的立法规范，又有自己的独到见解。他临床上的辨证用方，有理有法，法中有巧，巧中有度，确能启人智慧，开人思路，值得认真学习总结。

## 耳鸣重听治验

俞教授认为，耳鸣重听临床上宜分虚实。实证多因风热之邪外袭或肝胆之火上逆，犯于清窍而致，其证常有发热头痛或目赤面红、口苦咽干、易怒等邪实之候，治宜疏风清热散邪或清肝泄热通窍，选用自拟的桑菊通窍汤（桑叶、甘菊花、薄荷叶、蔓荆子、金银花、牛蒡子、夏枯草、苦桔梗、石菖蒲）或龙胆泻肝汤加蔓荆子、石菖蒲。虚证则因高年肾虚或劳倦伤肾，肾精亏损不能上充，髓海空虚而致，肾阴亏虚也每见虚火上扰清空而作鸣。治宜补肾益精，滋阴潜阳法，常用耳聋左慈丸加枸杞子。

### 实证治以疏风泄热通窍

**例一**：吴某，男，40岁。1992年7月27日初诊。患者耳鸣已10天，耳内且有胀闷感，听力下降。伴有头痛、痛及颈项部，时流清涕，咽稍痛，口咽干涩。舌质红苔薄黄。证属风热侵袭，蒙于清窍。治以疏风清热、散邪通窍之法。方用自拟的桑菊通窍汤加味。处方：冬桑叶12克，甘菊花6克，薄荷叶6克，蔓荆子10克，金银花15克，牛蒡子9克，夏枯草10克，苦桔梗6克，石菖蒲6克，鱼腥草12克，麦门冬 15 克，黑元参 12 克，粉甘草 3 克。水煎服。

7 月 30 日二诊：上方服 3 剂后，咽痛已愈，头痛耳鸣减轻。脉弦细数，舌红苔白。仍按前方加减。处方：冬桑叶 12 克，甘菊花 6 克，薄荷叶 6 克，蔓荆子 10 克，金银花 15 克，夏枯草 10 克，苦桔梗 6 克，石菖蒲 6 克，毛柴胡 6 克，活磁石 30 克（先煎）。水煎服。5 剂。

8 月 6 日三诊：头痛已愈，耳鸣有明显减轻。舌质稍红苔薄白，脉细数。处方：冬桑叶 10 克，甘菊花 6 克，薄荷叶 6 克，蔓荆子 6 克，北沙参 15 克，麦门冬 15 克，粉丹皮 12 克，苦桔梗 6 克，石菖蒲 6 克，活磁石 30 克（先煎），粉甘草 3 克。水煎服。

上方服 5 剂后，耳鸣已愈。

**按：**本例为风热外邪侵袭，清窍受之蒙敝，而出现耳鸣重听。治法应以疏风散邪，清热通窍为主。俞师自拟的桑菊通窍汤中桑叶、薄荷、牛蒡子能祛散风邪，使邪从汗而解；银花、甘菊花、夏枯草轻清解热；蔓荆子疏散风热，清利头目；苦桔梗升提肺气以利窍；石菖蒲行气通窍。全方配合有清解外邪，开通耳窍之效。

## 虚证治以补肾益精潜阳

**例二：**郭某，男，56 岁。1990 年 10 月 29 日初诊。患者近一年来经常耳鸣如蝉声，且听力下降，伴头晕目眩，腰膝酸楚，夜寐欠佳，食少，口干不欲饮，舌质稍红，苔少，脉细数。证属肾精亏虚、脑海失充而致，以补肾益精、滋阴潜阳法治之，方用耳聋左慈丸加减。处方：活磁石 30 克（先煎），北枸杞 12 克，甘菊花 6 克，明天麻 12 克，制首乌 12 克，山萸肉 12 克，干地黄 15 克，怀山药 15 克，结茯苓

10克，粉丹皮12克，建泽泻12克，五味子3克，5剂。

11月5日二诊：药后耳鸣眩晕减轻，口干好转，睡眠仍差。舌质稍红苔少，脉细数。仍守前法。处方：活磁石30克（先煎），北枸杞12克，甘菊花6克，制首乌12克，山萸肉12克，干地黄15克，怀山药15克，结茯苓10克，粉丹皮12克，建泽泻12克，五味子3克，夜交藤15克，合欢皮12克。水煎服，5剂。

11月10日三诊：服上方后耳鸣眩晕已明显改善，睡眠好转，余症均有减轻。舌质稍红苔薄白，脉细数。处方：活磁石30克（先煎），北枸杞12克，甘菊花6克，明天麻10克，干地黄15克，粉丹皮12克，怀山药15克，结茯苓10克，麦谷芽各15克，山茱萸12克，桑寄生15克，五味子3克，夜交藤15克。水煎服。又嘱服5剂后，耳鸣已愈，诸症也得解。

**按：**《景岳全书》曰："耳为肾窍，乃宗脉之所聚。……人于中年，每多耳鸣，如风雨、如蝉鸣、如潮声，皆是阴衰肾亏而然。"可见中老年之耳鸣多责之于肾。本例耳鸣已年余，伴有眩晕，腰膝酸楚，口燥咽干，舌红少苔，脉细数，乃知耳鸣是肾阴不足所致。故俞师治之以萸、地、薯、苓、丹、泽即六味地黄丸直补其肾阴；用磁石入肾益阴潜阳而聪耳（俞师的常用量是30克）；又有五味子滋肾纳气。耳聋左慈丸原方有石菖蒲，该药有芳香化湿开窍之效，多用于痰湿蒙蔽清窍的耳鸣，对肾虚耳鸣，俞师常减去不用。方中加入枸杞、甘菊花、天麻能养阴明目且止眩晕。方中以滋肾潜阳诸药合用，配伍得当，故耳鸣自愈，此为标本同治所获之功。

# 手足震颤治验

手足震颤，是中医颤证范畴，以四肢颤动、振摇为临床特征，乃属颤证之轻者，一般生活尚能自理。若颤证重者，多出现头部或肢体震颤大动，甚至兼有项强、四肢拘急，或有痉挛扭转样动作。本病常见于年老或体弱病患。俞教授临床治疗颤证，善于从肝论治，认为肝不但有主筋脉之功能，而且肝有协调体内脏腑器官的作用，与人体气血关系密切。如肝能藏血，主疏泄，能调节体内血液和气机升降。若肝的功能失常，不但会导致气郁、气逆、气厥及化火、化风，而且能使肢体失于濡养出现眼涩肢麻、筋脉拘急等，同时还会影响其他脏腑，如犯胃、乘脾、侮肺或病及心肾。如清·李冠仙《知医必辨》所云："五脏之病，肝气居多"，"惟肝一病即延及他脏"。所以临床上对呼吸、消化、运动、循环系统中的多种疾病，俞师善于从肝而治。临床上他曾以理肝气、养肝阴或补肝血法治疗数例手足震颤的患者而取得满意疗效。

**例一**：赵某，女，57岁，1989年11月20日初诊。患者一年前因家事恼怒而出现左手臂震颤，时轻时重，反复不已，每于心情烦躁时手颤加剧。平素性急易怒，胸闷不舒，两眼干涩，体倦乏力，头晕心悸，口唇干燥，脉弦细数，舌淡红苔薄白。患者五官对称，语音清晰，血压15.2/11.2kPa（114/84mmHg）。1989年10月24日曾往某医院就医，后经省心研所血液生化检查：甘油三酯89mg/dl，总胆固醇215mg/dl，HDL-C69mg/dl，LDL-C128mg/dl，HDL-C/

TC=32%，LDL–C/HDL–C=1.9。省立医院CT颅脑平扫报告：“颅脑未见异常改变”。此证为肝阴不足兼肝气失于条达所致。治宜疏肝解郁、养阴息风法。处方：①毛柴胡6克，杭白芍10克，绿枳壳6克，干地黄15克，黑元参18克，朱砂冬15克，粉丹皮10克，明天麻10克，双钩藤12克，地龙干15克，白僵蚕6克，粉甘草3克，小春花6克。5剂，水煎服。②绿萼梅5克，玫瑰花5克。5剂，煎汤代茶服。

11月26日二诊：手臂震颤减轻，头晕、胸闷、口干好转。近日左肩胛部时感痠痛。仍守前法，原方加味。处方：毛柴胡6克，杭白芍10克，绿枳壳6克，粉甘草3克，干地黄15克，黑元参18克，麦冬（朱砂拌）15克，粉丹皮10克，明天麻10克，双钩藤12克，地龙干15克，白僵蚕6克，小春花（阴地蕨）6克，冬桑枝15克。水煎服，7剂。代茶方仍按原方，7剂。

12月4日复诊：手颤明显改善，精神尚好，仍按前方出入。处方：毛柴胡6克，杭白芍10克，绿枳壳6克，粉甘草3克，干地黄15克，黑元参18克，麦冬（朱砂拌）15克，粉丹皮10克，明天麻10克，双钩藤12克，地龙干15克，白僵蚕6克，左牡蛎30克（先煎），小春花（阴地蕨）6克。嘱其续服5剂，以巩固疗效。二年来，患者又因心情不佳而手颤复发两次，俞教授仍按理肝气、养肝阴兼息风法治疗而取效。

**按：**《内经》云“诸风掉眩，皆属于肝”（《素问·至真要大论》），“肝主筋”（《灵枢·九针论》），指出人体肢节运动正常与否跟肝的关系密切，肢节的正常运动有赖于肝阴血对筋膜滋养，若肝的阴血不足，筋失所养，则筋脉拘急。阴虚不能潜阳，阳动生风而手足震颤。本例患者两眼干涩，神疲心悸，口唇干燥，脉弦细数，系肝阴不足之象，又伴有胸闷不舒，心烦性急易怒为肝失疏泄的证候。阴虚与肝郁这是病情的关键，故俞师以四逆散疏理肝气，用地黄、元参、麦冬（朱砂拌）滋阴养肝且能安神；加地龙干、钩藤、僵蚕、天麻等药以平肝息风止颤；用绿萼梅、玫瑰花煎汤代茶，增强四逆散理气解郁作用。方中理气与养阴息风配合，疏肝和养肝同治，所以取得满意效果。

**例二：**王某，女，20 余岁，1964 年 3 月 13 日诊。患者体质素弱，春节前因新产发热，每于午后测腋下体温，均在 38~39.8℃，精神疲乏，骨节酸楚，手足震颤。前医以感冒发热为治，但其热未退，因来求诊。经询其发病及治疗情况，患者于临产期曾住省某保健院，施术后，产一女孩，不久发热。察其热型则平旦慧，下晡甚，肤热不灼手，渴不喜饮，大便难，如便时则极感不支。其脉细数，苔薄白。

今察其症，邪少虚多，应以养血、凉血、保津、透热、舒筋为主，姑以四物汤合青蒿鳖甲汤出入治之。处方：干地黄 18 克，杭白芍 10 克，当归身 6 克，青蒿穗 6 克，地骨皮 10 克，生鳖甲 18 克（先煎），粉丹皮 10 克，肥知母 6 克，黑桑椹 10 克。水煎服。

上方连进 3 剂后，患者热已退，手足震颤已愈，大便通调。嘱其再进 2 剂，以善其后。

**按：**细揣该证，患者当非外感，如系外感，何前医投药不应，据其热型，亦不能断为外感型发热，而肤热不灼手，渴不喜饮，脉细数，苔薄白，当为血虚发热之象。况新产妇，其血必虚。《金匮要略》云："新产妇人有三病，一者病痉，二者病郁冒，三者大便难。"该证虽无病痉、病郁冒之象，但出现大便难、手足震颤的症状，此为产后损伤血液所致。血虚津伤，筋脉失其濡养，则手足震颤；阴血不足，胃肠失其润，则大便难。此证为血虚而致发热、手足震颤，故俞教授治以养血舒筋、透热保津法而取效。

## 外伤唇麻治验

外伤引起口唇麻木，多因受伤局部气血瘀滞，血运不畅，脉络闭阻，肌肤失养所致。俞教授认为本病之治着重在活血通络。他曾运用治中风面瘫的活血祛瘀、益气通络之法治疗一例外伤性引起的口唇麻木，以补阳还五汤合牵正散加减获效。

病案：杨某，男，30 岁，1993 年 6 月 18 日诊。患者系小车司机，上月因交通事故头部碰在小车的挡风玻璃上，面颊部擦伤，上口唇裂伤。经住院治疗，伤口愈合出院，但患者自觉口唇皮肤麻木，痛觉、触觉均较迟钝，张口不利，语言稍謇涩，口舌的味觉也减弱。伴头晕，夜寐欠佳。就诊时患者面颊部及上唇可见有伤口愈合瘢痕，面部微浮肿。诊其脉细带涩，舌暗红苔白。证属气滞血瘀，脉络闭阻。治宜益气活血、祛瘀通络法。处方：黄芪 30 克，川芎 5 克，当归尾 6 克，赤白芍各 10 克，丹参 12 克，干地黄 12 克，桃仁 6 克，天麻 12 克，元参 12 克，黄柏 6 克，甘草 3 克，水煎服。4 剂。

6 月 22 日二诊：药后夜寐改善，头有晕胀感，大便干结，2 日一行。舌脉如前。仍按前方再服 4 剂。

6月25日三诊：上方服后头晕减轻，夜寐较佳，口唇麻木稍改善，但大便乃干结。以前方合牵正散治疗。处方：白附子6克，白僵蚕10克，全蝎梢6克，绵黄芪15克，川芎5克，当归身6克，白桃仁6克，赤芍药10克，干地黄15克，川红花3克，蔓荆子6克，全瓜蒌30克。水煎服。

7月2日四诊：服4剂后，大便通调，仍时感头晕，面部微肿，夜寐欠佳，语言稍不流利。舌质暗红苔薄白，脉细数。处方：绵黄芪30克，川芎5克，当归尾6克，赤芍药12克，干地黄15克，地龙干15克，白附子6克，白僵蚕6克，全蝎梢6克，明天麻10克，夜交藤12克，合欢皮12克。水煎服。4剂。

7月13日五诊：上方药后，患者又自购4剂服后，头晕减轻，夜寐正常，口唇的感觉稍有恢复。舌脉如前。处方：绵黄芪15克，川芎6克，当归尾6克，赤白芍各10克，干地黄15克，石菖蒲10克，白附子6克，白僵蚕6克，全蝎梢6克，地龙干15克，黑元参12克，川黄柏6克。水煎服。5剂。

7月16日六诊：药后头晕已除，唇麻明显改善，口舌已有味觉，语言已清晰。处方：绵黄芪15克，川芎6克，当归身6克，干地黄15克，赤白芍各10克，白桃仁6克，地龙干15克，白僵蚕12克，夜交藤12克，合欢皮12克。

上方连服7剂后唇麻消失，口唇感觉恢复正常，余症悉除。

**按：**本例外伤性口唇麻木，俞师治从活血祛瘀、益气通络入手，初诊以补阳还五汤加减，三诊后又增入牵正散治之，口唇麻木日见改善。患者前后服药20余剂后，口唇感觉恢复正常，唇麻消失，诸症悉除。补阳还五汤和牵正散二方临床上多用于中风后遗症及面瘫的治疗。然而俞师针对本例外伤后局部气血瘀滞，脉络闭阻之病机，运用补阳还五汤的益气活血祛瘀的作用和牵正散的通络之功，合方加减用于本例的治疗而获佳效。其辨证之精当，选方之灵活，足堪效法。

## 少腹疼痛治验

脐下偏左、或偏右处疼痛，或两侧均痛，谓之少腹痛。因足厥阴肝经循行经过少腹部，故少腹疼多与肝经病变有关。临床上如寒滞肝脉，肝气郁结，或大肠湿热等原因，均能导致少腹疼痛，但以肝气郁结的少腹痛为常见，其证见少腹痛时缓时急，时作时止，每因情志激动或过劳而发，或见少腹及脐旁肿起，聚散不定。常兼见两胁胀痛，胸闷太息，或腹痛泄泻，烦躁易怒，舌苔薄白，脉弦。俞教授常治之疏肝理气法为主，方选四逆散或柴胡疏肝散加减。

验案：林某，男，40岁，1992年3月10日诊。患者近1个多月来脐下少腹部时常疼痛，或左侧或右侧，时作时缓，反复不已。痛时且有胀闷感。有时于下半夜发生疼痛。经多次治疗无明显好转。检查腹部软，轻度压痛，无反跳痛。3月6日经市某医院作血常规及尿常规检查均正常。患者自诉大便正常，小便频数，但尿色清，无涩痛感。舌质稍红苔薄白，脉弦略数。证属厥阴腹痛，治之疏肝理气法为主，方用四逆散加味。处方：毛柴胡6克，杭白芍10克，绿枳壳6克，粉甘草3克，当归身6克，结茯苓10克，栀子仁5克，桂枝尖5克，川楝子12克，元胡索10克。水煎服。4剂。

3月14日二诊：服上药后，少腹部疼痛减轻，但尚有胀闷感。尿频，尿量少，无涩痛感。舌质红苔薄白，脉弦略数。仍守前法，按前方加减。处方：毛柴胡6克，杭白芍10克，绿枳壳6克，粉甘草3克，当归身6克，赤茯苓10克，栀子仁5克，益智仁6克，桂枝尖5克，元胡索10克，川楝子10克，台乌药6克。水煎服。4剂。

3月18日三诊：服药后，腹痛已有明显减轻，尿频略改善。舌质淡红苔薄白，脉弦略数。处方：毛柴胡6克，杭白芍10克，绿枳壳6克，粉甘草3克，赤茯苓10克，绿升麻5克，当归身6克，益智仁6克，台乌药6克，青皮5克，元胡索10克，川楝子10克。水煎服。4剂。

3月22日四诊：少腹部疼痛偶有出现，胀闷减轻，尿频改善，尿量增多。舌质淡红苔薄白，脉弦细。处方：毛柴胡6克，杭白芍10克，绿枳壳6克，粉甘草3克，赤茯苓12克，猪苓10克，漂白术10克，覆盆子10克，益智仁6克，台乌药6克，建泽泻9克，花槟榔5克，水煎服。

上方又服4剂后少腹胀痛已愈，小便已基本恢复正常，余症亦瘥。

**按：**患者为中年男子，以少腹部时感胀闷疼痛为主症就诊。就诊前已经某医院做血象及尿常规化验检查无发现异常，且腹软无反跳痛，大便通畅，因此可排除急腹症或腹部其他炎症的可能。患者以少腹部的胀闷疼痛为主要临床表现。俞教授认为，少腹部是足厥阴肝经循行经过的部位，应从肝辨证论治，且疼痛呈胀闷感，此为肝气郁滞所致。因肝气不舒，气机阻滞，不通则痛，故见少腹胀痛，脉象见弦。又因肝郁气滞，亦能影响膀胱的气化，导致小便频数窘急，量少。故俞教授治以疏肝理气兼化气利水法，用四逆散、金铃子散与五淋散合方加减，而获得较好疗效。

# 论治急危症经验

俞慎初教授论治急危症经验丰富，他对危症、急症的处理，能详审病机，通权达变，屡起沉疴。兹举俞师治急危症数法，以资参考。

## 镇痉息风法

**例一：**黄某，女，4岁。患孩每次高热均达39℃以上，必致抽风。此次因外感时邪，发热数天，体温达40℃左右，始则烦躁不安，口渴喜饮，继而出现抽风。黄母急邀俞师前往会诊。俞师察其患孩汗出不畅，露睛抽搐，舌苔薄白，舌质偏绛，脉象弦数，指纹赤紫，直透气关，俞师认为，此乃高热邪窜肝经，急以凉肝息风，柔润舒筋为主。予地龙钩藤饮加减。处方：地龙干、石决明（代羚羊角）各18克，冬桑叶、甘菊花、杭白芍、双钩藤（后入）各10克，川贝母、天竹黄各6克，白僵蚕3克，抱茯神、生地黄、麦门冬各12克，粉甘草3克。水煎，每煎分3~4次服。另以小儿回春丹，每次服1~2粒，每日2~3次，开水送服。

复诊：药后，小孩高热渐退，抽风亦息，继以平肝清热法治之。处方：地龙干、石决明各18克，冬桑叶、甘菊花、麦门冬各10克，明银花、连翘壳、杭白芍各6克。水煎，每煎分3~4次服。

**按：**小儿高热，当防邪窜肝经，引起抽风，故急需退热。如已见抽风，更应以退热为主。本例以高热烦躁，手足抽搐，舌质红绛，脉象弦数为主症，乃是肝经热盛，热极生风，风火相煽所致，故急以小儿回春丹清热开窍，继而进地龙钩藤汤以凉肝息风，增液舒筋。

### 通窍启闭法

**例二：**王某，男，75岁，患者因年迈肾阴亏虚，久致肝阳上亢，而形成肝风内动，卒然昏仆，不省人事，牙关紧闭，呼吸气粗，躁扰不宁，肢体强痉，脉象弦数。家属急将送往医院抢救，并遣人邀俞师前往会诊。患者入院后，测血压25.4/14.7kPa。俞师认为此乃阴亏阳亢，属热闭，宜先宣窍开闭，用至宝丹；继进镇肝息风汤，以息肝风内动。处方：怀牛膝、石决明、代赭石各30克，飞龙骨、左牡蛎、败龟板、白芍药、黑玄参、天门冬、双钩藤（后入）各15克，生甘草4.5克。水煎，连服5剂。复诊：药后，症情已明显缓解，唯半身不遂，用补阳还五汤以益气活血，祛风通络。处方：绵黄芪60克，当归尾6克，赤芍药4.5克，地龙干15克，川芎3克，白桃仁6克，川红花3克，全蝎梢4.5克。水煎，连服7剂。

**按：**本例是由于年老体衰，肾阴亏耗，水不涵木，引起肝阳上亢，日久化风，肝风内动，逆乱于上而形成本虚标实，阴阳互不维系的窍闭现象，属急症。俞师认为："急则治其标"，而其标乃肝阳化风，故治宜宣窍开闭，镇肝息风为先。

## 敛汗固脱法

**例三**：林某，男，16岁。患者素体羸弱，得喘证2年。1991年立春过后，暴喘汗出，声低息短，心悸动甚，口干唇燥，精神疲乏，四肢厥冷，扪之面额烘热，脉来浮散无力。俞教授认为，此乃肝肾两亏，阳气不固致暴喘欲脱。考参附同用，虽可救脱，然本证口唇干燥，大有伤阴之象，非附子所宜，俞师认为用山萸肉既可补益肝肾，纳气平喘，且又有滋阴敛阳，止汗固脱，故属用山萸肉60克（去核），浓煎顿服，须臾喘缓厥回。继以来复汤收功。处方：山萸肉60克（去核），生龙牡各30克（捣碎），生杭芍18克，潞党参12克，炙甘草6克。水煎，连服5剂。

复诊：药后，喘息尽已，嘱其常服山萸肉为主，其意在敛汗固脱。据现代药理研究，认为山萸肉所含的酒石酸、苹果酸、没食子酸等，具有补血和收敛作用，故善于救脱。而龙、牡亦能收敛固脱，且牡蛎又能滋阴潜阳，杭芍柔肝养血，参、草补中益气，诸药相伍，其救脱之力更为显著。

## 理气止痛法

**例四**：王某，女，43岁。患者因腹部剧痛住市某医院，今邀俞师会诊。据诉患者就诊前1天，于餐后2小时左右，左上腹钝痛不已，且痛引肩背，伴恶心呕吐，腹胀纳减，大便秘结，舌苔淡黄，脉象细数。测体温达39℃。实验报告：血清淀粉酶819单位（温氏法），尿淀粉酶684单位（温氏法），白细胞$11\times10^{9}$/L。西医诊断为："急性胰腺炎"。俞教授诊察后认为此乃肝郁气滞，治宜理气止痛为主，佐以清热通里，用清胰汤加减，处方：毛柴胡，杭白芍各15克，条黄芩、胡黄连、广木香、元胡索、制大黄（后入）各10克，芒硝6克（冲服）。3剂，水煎服。

复诊：经治疗后，症情已明显改善，仿上方出入，再服2剂，以巩固疗效。

**按：**本方用治肝郁气滞型或脾胃实热型，均有一定疗效。如本病急性症状已缓解，硝、黄的药量可减少，加入白蔻仁、陈皮、神曲、鸡内金、山楂等理气消导药。如系肝郁气滞型而脉显细弱或紧，则硝、黄减量或不用；如为脾胃实热型而脉显洪数，可酌加枳、朴、知、膏等品。

# 遗尿治验

遗尿多见于小儿，成人较少见。本病多因肾气不固、下焦虚冷、心肾不足、膀胱失约而然，故虚多实少。《内经》云："膀胱不约为遗溺。"《甲乙经》亦曰："虚则遗溺。"肾主封藏，开窍于二阴，司二便，与膀胱为表里。若先天禀赋不足，或后天生活失调，常导致肾气不固。肾虚则闭藏失职，膀胱开阖失约而遗尿，故温肾培元、缩尿止遗是本病常用治法，俞教授临证每以内金缩泉饮加减运用而取效。现举验案数则以说明。

## 心肾不足案

林某，男，22岁。1982年6月12日初诊。素患遗溺之疾，每月有七八次。近因工作紧张，夜遗溺倍增。但遗出一半即醒。伴腰痠、心悸。其脉软，舌淡。此乃心肾不足之象。处以内金缩泉饮。处方：益智仁 5 克，台乌药 6 克，怀山药 12 克，炙甘草 3 克，鸡内金 10 克，覆盆子 10 克。水煎服。

6 月 17 日二诊：服上方药 5 剂后，夜遗次数显减。嘱再连服 10 剂，随访已不复遗矣。

## 肝肾阴虚案

李某，女，18 岁，未婚。1979 年 12 月 15 日初诊。自诉 10 岁起因热病之后，入冬则夜遗溺，遗尽乃醒，伴夜梦频多。舌质绛，脉弦细。此乃肝肾阴虚，膀胱失摄之故。予以内金缩泉饮加味。处方：台乌药 5 克，益智仁 6 克，怀山药 12 克，炙甘草 3 克，鸡内金 6 克，金樱子 10 克，北枸杞 12 克，山萸肉 10 克，覆盆子 10 克，五味子 3 克。

12 月 20 日二诊：上方药服 5 剂后，夜遗次数减半，唯夜梦仍多。照原方加味。处方：台乌药 5 克，益智仁 6 克，怀山药 12 克，炙甘草 3 克，鸡内金 6 克，金樱子 10 克，北枸杞 12 克，山萸肉 10 克，覆盆子 10 克，五味子 3 克，酸枣仁 10 克。

12月30日三诊：上药服10剂后，遗尿停止，夜寐安然。嘱再服药 10 剂以巩固疗效。并告诉患者于翌年立冬季节前，预服本方药 10 剂。迄今已无斯症。

## 下元虚寒案

程某之子，男，12 岁。1962 年 10 月其父母来函问治。一贯夜遗，无论四季皆然。以内金缩泉饮加味治之。处方：益智仁 5 克，台乌药 6 克，怀山药 12 克，炙甘草 3 克，鸡内金 6 克，覆盆子 10 克，山萸肉 10 克，石菖蒲 5 克。

函告上方药服10剂后病情好转。仍去函告之以原方嘱服20剂，以竟全功。其父母喜甚特来函鸣谢。

**按：**缩泉丸（饮）温肾祛寒，收缩小便，适应于下元虚冷之证，方中再加鸡内金、覆盆子益肾收涩，故能毕功。3个病例所同者，均为肾虚封藏失职，下元不固，膀胱失约而入夜遗溺；所异者，例一偏于心肾不足，例二偏于肝肾阴虚，例三偏于下元虚寒。故其用药因之而稍异也，但三者亦当补固脾肾为要，脾肾同治，先后天之脏顾及，乃治虚之本。内金缩泉饮适合于下元虚寒之证，如下焦有火或热盛神昏之遗溺，须另当别论。

# 妇科疾病从肝论治的经验

俞慎初教授善于从肝论治妇科经带诸病，认为肝与妇女的经带胎产关系密切。《名医汇粹》曾云："女子……以肝为先天。"肝藏血功能健全则能下注冲脉，血海盈满，月经自调。冲任血海的充盛流通又有赖于肝之条达。气机疏利，血脉畅通，冲任协调，经潮如期。若肝之气血失调，常能病及冲任，不但会导致血海失充，经量减少，甚至经闭不行；而且因损伤冲任、肾精亏虚而崩中漏下。肝失疏泄，气滞血瘀，常导致痛经、闭经、月经滞延量少，或癥瘕不孕等。所以俞师认为妇女经、带、胎、产诸病以肝的功能失常所致为多见，故临床上诊治妇科疾病，多从肝立论。

## 疏肝解郁，注重调经

俞师治月经病，注重调理气机。认为女子虽以血为本，但是气为血之帅，气行则血脉通畅，气滞则血脉瘀阻，治血必须理气。而女子以情志怫郁为多见，肝气郁结则血行不畅，常能出现月经先期、后期、前后不定期、量多、量少或闭经等月经不调证候，所以妇女疾患以疏肝解郁、调理气机尤为重要。俞师常用柴胡疏肝散或逍遥散结合症状的寒热虚实而灵活加减，如热者清而调之；寒者温而调之；瘀者行而调之；虚者补而调之，以期气血调和，冲任通盛。

**1. 月经先期**

月经先期以血热者居多，常因平素肝郁气滞，郁久化热，邪热迫血，而致冲任不固，月经先期。俞师每以清肝解郁调经法治疗，用丹栀逍遥散加减。

**例一：**魏某，女，27 岁。1992 年 5 月 4 日诊。每次月经均提前近 10 天，伴头晕胸闷，性急易怒，倦怠纳少，心烦难寐，口干欲饮，大便干结。经量少、色暗红，偶见血块。脉弦细数，舌边尖红苔白。证属肝郁脾虚，郁热迫血致月经先期。治以清肝理脾解郁，兼以活血调经。处方：毛柴胡 6 克，杭白芍 10 克，当归尾 6 克，制香附 6 克，漂白术 5 克，结茯苓 10 克，炙甘草 3 克，粉丹皮 10 克，山栀子 6 克，京丹参 12 克，白桃仁 6 克，干地黄 12 克。水煎服。

5 月 9 日二诊：上方药服 5 剂后，胸闷心烦减轻，夜寐改善，胃纳尚少，口干，大便干结。脉弦细数，舌边尖红苔白。仍按前法。处方：毛柴胡 6 克，杭白芍 10 克，制香附 6 克，漂白术 6 克，结茯苓 10 克，粉丹皮 10 克，山栀子 6 克，麦谷芽各 15 克，干地黄 12 克，干瓜蒌 15 克。患者连服 5

剂后，诸症著减。又嘱其续服4剂以善其后。经过3个月调治，患者经行如期而至。

**例二：**林某，女，33岁。1992年6月22日初诊。患者经潮经常提前。本次月经提前7天，量少色淡红，小腹隐痛。伴夜寐梦多，心悸，口干。脉细数，舌淡红苔薄白舌边齿痕。证属肝郁脾虚兼郁热之月经先期，治之以清肝理脾解郁法为主。处方：毛柴胡6克，杭白芍10克，当归身6克，漂白术6克，川芎5克，香白芷5克，粉丹皮10克，小春花（阴地蕨）6克，麦冬（朱砂拌）15克，绵黄芪15克，炙甘草3克，薄荷叶6克。水煎服。

6月27日二诊：药后小腹隐痛已愈，夜寐转佳，心悸口干改善。又处予3剂以善其后。嘱其下月来经前一周服药3剂，以巩固疗效。

**例三：**王某，28岁，工厂工人。1992年7月8日诊。近半年来每次经潮提前约10天，经量少，质稠黏，色泽稍黯红，头晕胸闷，夜寐欠佳，梦多纳差，口干。脉弦细数，舌边红苔薄白。证属肝郁脾虚，郁热迫血致月经先期。治以清肝解郁、理脾调经，拟丹栀逍遥散加减。处方：柴胡6克，白芍10克，当归尾6克，香附6克，白术5克，茯苓10克，炙甘草3克，丹皮10克，生栀子6克，丹参12克，桃仁6克，干地黄12克。前后连服10剂后，次月来经周期基本恢复正常，余症亦明显改善。再诊时又嘱其续服前方4剂以善其后。经三个月调治，经行如期而至。

**按：**月经先期为临床常见病。此病证多虚实夹杂，气滞、脾虚、郁热并见，所以俞教授治本病，每针对其肝郁气滞兼有郁热的病机，从清肝泄热、理气解郁入手，又顾及调理脾胃，使脾的运化功能恢复，而生血有源，故药后辄取良效。

**2. 月经后期**

月经后期常因忧思郁怒，而致气机郁结，血为气滞，血海不能按期盈满，症见月经延后，常兼有经前乳房胀痛、胸闷不舒，月经量少等。俞师治疗月经后期并兼有肝气郁结的病患，常用疏肝理气调经法，多以逍遥散加减治之。

**例四：**林某，女，20 岁。1992 年 7 月 22 日诊。月经延后一周，经量少，色黯红，兼胸胁胀闷，乳房时胀痛，头晕不适，纳食减少，口干，脉弦细，舌质稍红少苔。治宜疏肝解郁，理气调经。处方：毛柴胡 6 克，杭白芍 10 克，当归身 6 克，漂白术 6 克，麦门冬 15 克，黑元参 12 克，炙甘草 3 克，结茯苓 10 克，干地黄 12 克，盐陈皮 5 克，益母草 12 克，制香附 6 克。俞师嘱其连服 3 个月，每次经前 5 天服药。经服 15 剂后，月汛如期。俞师治妇科疾病喜用逍遥散加减，因该方重在疏肝解郁、养血健脾，是调和肝脾的良方。脾土得木疏则健、气血生化有源，经水自然应时自至。

**3. 痛经**

痛经为妇科常见病，其病因多有气血郁滞、气虚寒凝、肝肾虚损之异，然而临床尤以肝郁气滞为多见。肝气条达，则经行畅运，若情志抑郁、肝郁气滞，常引起冲任气血郁滞，血运不畅，而见经期腹痛。故疏肝活血是俞师临床治痛经的常用法。对证见胸胁胀闷，经色紫黯，夹有血块之痛经证，每治以疏肝理气、活血调冲法，常用逍遥散合失笑散加香附、益母草。

**例五：**何某，女，30 岁。1992 年 11 月 5 日诊。一年来每于行经时腹痛，经色暗红，夹有血块。本次经潮至时，小腹疼痛，伴胸闷心烦，口干不欲饮。脉弦细略数，舌质稍红苔薄白。证属肝气郁结、气滞血瘀之痛经；治宜疏肝理气、活血调冲法。处方：毛柴胡6克，杭白芍10克，当归身6克，结茯苓10克，盐陈皮5克，漂白术5克，炙甘草3克，生蒲黄6克，五灵脂6克，益母草12克，制香附6克，元胡索10克。服5剂后腹痛明显减轻，原方加麦门冬12克，续服5剂后，诸症悉除。嘱其下月来经前5日仍服前方5剂。经3个月的调理，痛经已愈。

**例六：**王某，女，36岁，1992年1月16日诊。每逢经行少腹疼痛已二年余。本次来经，腹痛发作已二日，经量少色黯红，夹血块。且胸闷不舒，乳房作胀，精神郁闷，纳少倦怠。脉弦细、舌淡红苔白。此属肝气郁结、气滞血瘀之痛经，治宜疏肝理气、活血调经。处方：毛柴胡6克，白芍10克，当归身6克，漂白术6克，绵黄芪15克，陈皮5克，制香附6克，炙甘草3克，生蒲黄6克，五灵脂6克，益母草15克。水煎服，5剂。

1月21日二诊：服上药后腹痛明显减轻，胸胁胀闷有好转。脉弦细，舌淡红苔白。仍按前方加减。处方：毛柴胡6克，杭白芍10克，当归身6克，漂白术6克，绵黄芪15克，太子参15克，制香附6克，盐陈皮5克，麦谷芽各15克，生蒲黄6克，五灵脂6克，益母草15克。水煎服。

患者续服4剂后诸症悉除。嘱其下次经潮来前4~5天仍服前方4剂。经两次月汛期间调治，痛经未再复发。

**例七：**肖某，女，38岁。1992年10月15日初诊。每次经潮来时，下腹疼痛，经色暗红，量少，夹血块，胃脘部时有饥饿感，但食量不多。近日舌尖部有一溃疡点，大便干结，每日一次。舌质稍红苔薄白，脉弦细数。证属肝郁气滞，血行不畅之痛经，治宜疏肝理气，活血调经。处方：毛柴胡6克，赤白芍各10克，当归身6克，结茯苓10克，制香附5克，漂白术5克，炙甘草3克，生蒲黄6克，五灵脂6克，益母草12克，麦谷芽各15克，元胡索10克，川楝子10克。水煎服。

10月18日二诊：上方药服3剂后，腹痛已除，但胃纳减少，精神倦乏，大便尚干。舌质稍红苔薄白，脉弦细数。仍按上方加减。处方：毛柴胡6克，杭白芍10克，当归身6克，结茯苓10克，太子参15克，盐陈皮5克，漂白术6克，麦谷芽各15克，炙甘草3克，制香附6克，益母草12克。水煎服。

10月21日三诊：上方服3剂后，胃纳改善，精神好转，但入夜口干，夜寐欠佳，大便干结，每日一次。舌脉如前。前方加减。处方：毛柴胡6克，杭白芍10克，绿枳壳6克，麦冬（朱砂拌）15克，黑元参12克，结茯苓10克，太子参15克，麦谷芽各15克，酸枣仁12克，夜交藤15克，干瓜蒌15克，粉甘草3克。患者服3剂后，夜寐好转，大便自调，诸症改善。

**按：**俞教授认为，经行腹痛常因气滞血瘀、血行不畅所致，其病机与“瘀”“滞”有关，故临床治疗多运用疏肝解郁、行气活血法，方选柴胡疏肝散或逍遥散合失笑散加减，每可应手取效。腹痛甚者加川楝子、元胡索等理气行血止痛之品。

**4. 经行头痛**

俞师认为，妇人经行以气血流畅为顺，气血协调，血运不息，“通则不痛”，自然无经期诸痛之忧。经行头痛多因素常情志不舒，肝气郁结、气机不利，而导致血行不畅，瘀血阻滞脉络，上至清窍，则每逢经期血行而发作头痛。常以理气活血通络法治之，用柴胡疏肝散加赤芍、当归尾、白芷、藁本、薄荷等药物。

**例八**：胡某，女，40岁。1992年4月30日诊。近5年来每逢经期即见左侧头痛，时缓时剧。今正值月经来潮，头痛发作，经自服止痛片未见改善。伴胸闷不舒，乳房胀痛。月经量少、色暗红、夹血块。脉沉弦略数，舌淡红苔薄白。证因气滞血瘀、脉络不通，上至清窍。治宜疏肝理气、活血通络法，处方：毛柴胡6克，赤白芍各10克，当归尾6克，制香附6克，川芎5克，白芷5克，藁本5克，细辛2克，薄荷叶6克，炙甘草3克。水煎服，4剂。

5月4日二诊：药后头痛减轻，精神尚佳，脉沉缓，舌淡红苔薄白。仍按前方加减。处方：毛柴胡6克，杭白芍10克，当归尾6克，制香附6克，益母草15克，川芎5克，香白芷5克，薄荷叶6克，北藁本5克，盐陈皮5克，炙甘草3克。水煎服，4剂。

5月8日三诊：服上药后，头痛已愈，胸闷改善。仍按前方出入。处方：毛柴胡6克，粉葛根6克，川芎5克，香白芷5克，甘菊花6克，北细辛3克，薄荷叶6克，北藁本5克，蔓荆子10克，赤白芍各10克，粉甘草3克，水煎服。俞师嘱其续服4剂，以巩固疗效。

次月，经潮将至，患者恐头痛发作又就诊，俞教授仍按前方出入施治，头痛没再复发。

**按**：俞教授治本例经行头痛，运用理气活血通络法治疗取效，方中以柴胡、香附、白芍疏肝理气解郁；赤芍、当归尾、川芎活血通络，行血中之滞；又配白芷、藁本、细辛、薄荷以疏散上部风邪而止头痛。全方理气兼以活血，通脉络配合祛头风。因药切病机，故二诊后头痛即解，三诊而收全功。

**5. 经行浮肿**

经行浮肿，是每逢经行前后，或正值经期，出现头面四肢浮肿，经净则浮肿渐消。虽然此病可见于脾肾阳虚、气化不行的病患，但临床上大多与肝郁气滞有关。因七情郁结，肝失条达，疏泄无权，气机不畅，常常影响水液的正常输布而导致水肿。俞师指出，如果浮肿与月经周期无关，或经净后浮肿仍不消退者，应结合其他有关检查，以明确诊断。

**例九**：甘某，女，38 岁。1992 年 9 月 3 日初诊。患者近一年来每逢月经来潮时全身浮肿，浮肿以下肢为甚，伴有头晕眼花，倦怠乏力，四肢酸楚，手足心热，胸闷气促。尿量较少，颜色淡黄，月经周期前后不定，量中。察其外观，营养中等，精神较为倦怠，全身略浮肿，按之凹陷，形体较肥胖。心肺无异常。诊其脉沉弦细，舌质淡红苔白。证属气滞水湿内停之经行浮肿，治宜疏肝理气、利水消肿法，方用四逆散与五皮饮合方加减。处方：毛柴胡 6 克，杭白芍 10 克，绿枳壳 6 克，带皮苓 30 克，赤小豆 15 克，桑白皮 15 克，地骨皮 12 克，大腹皮 10 克，五加皮 12 克，制陈皮 5 克。水煎服，4 剂。

9 月 7 日二诊：药后诸症略改善，尿量稍增，肢体浮肿减轻，晨起面目仍浮肿。脉沉弦细，舌淡红苔白。处方：毛柴胡 6 克，杭白芍 10 克，绿枳壳 6 克，带皮苓 30 克，赤小豆 15 克，地骨皮 15 克，桑白皮 15 克，大腹皮 12 克，五加皮 12 克，制陈皮 5 克，绵黄芪 15 克，车前子 15 克。水煎服，4 剂。

9 月 11 日三诊：近日小便量增多，色淡黄，浮肿减轻。舌质淡红苔白，脉弦细。处方：毛柴胡 6 克，杭白芍 10 克，绿枳壳 6 克，漂白术 6 克，结茯苓 10 克，潞党参 12 克，绵黄芪 15 克，五加皮 12 克，制陈皮 5 克，大腹皮 12 克，车前子 15 克，建泽泻 12 克。水煎服，4 剂。

9 月 15 日四诊：药后浮肿明显减退，尿量中。平素经量较少，2~3 天即净。脉细略弦，舌淡红苔薄白。处方：潞党参 15 克，绵黄芪 15 克，毛柴胡 6 克，杭白芍 10 克，当归身 6 克，益母草 15 克，制香附 6 克，制首乌 12 克，漂白术 6 克，带皮苓 30 克，赤小豆 15 克，地胆草 30 克，炙甘草 3 克。患者服 5 剂后，浮肿已消退，经潮基本恢复正常，诸症亦愈。

**按：**患者每逢经行前后遍身浮肿，多与月经周期有关。盖浮肿一证，临床多从肝、脾、肾诸脏论治。本例患者平素无纳减便溏的脾虚失运之征，也无腰膝酸软的肾虚之候，而以胸闷腹胀的肝郁气滞为主要表现，四肢倦怠为湿困所致，故俞教授诊本例经行浮肿病系气滞而致水湿内停。因月经来潮以气机通畅为顺，如肝失条达，肝郁气滞，致气行不畅，经行受阻，滞而为肿，故俞师治之以疏肝理气，利水消肿法获效。

## 补益肝肾，顾护冲任

俞教授治疗妇科疾病，强调整体调治，既重视调理气机，条畅气血，也注重补益肝肾。妇女的疾病重在血分，肝主藏血，肾主藏精，精血互生，乙癸同源，肝肾为冲任之本，精血充足，奇经得以洒利，太冲脉盛，任脉气通，月事以时下。若肝肾不足，冲任应之，月事随之干涸，致使月经失调。俞师重视补益肝肾，调养冲任，常用八珍汤或六味地黄丸随证加减。兹举例如下：

**1. 月经量多**

本病常因素体虚弱，或饮食劳倦，久病伤脾，中气虚弱，冲任不固，每次月经来潮时，经血失约，出血量多。俞师每在养肝益血的同时，加入补气药物，以摄血固冲。

**例十：**甘某，女，35岁。1992年4月30日诊。每次月经来量甚多，色淡红质清稀，月经周期基本正常，伴有头晕眼花、腰酸、精神倦怠、脉弦细、舌质淡红苔薄白，治宜滋补肝肾，补气养血固冲。处方：太子参15克，绵黄芪15克，当归身6克，杭白芍10克，川抚芎5克，熟地黄12克，北枸杞12克，怀牛膝12克，川杜仲15克，桑寄生15克，川续断12克，明天麻10克。水煎服，5剂。

5月4日二诊：药后头晕眼花改善，本次经量已减少。精神倦怠，腰膝酸楚。脉弦细，舌质淡红苔薄白。仍按前方加减。处方：潞党参15克，绵黄芪15克，当归身6克，杭白芍10克，熟地黄12克，甘菊花5克，北枸杞10克，怀牛膝12克，川杜仲15克，桑寄生15克，川续断12克，明天麻10克。水煎服，5剂。

5月9日三诊：服上药后诸症均有明显好转，本次经潮已净，腰痠减轻。处方：潞党参15克，绵黄芪15克，当归身6克，熟地黄12克，杭白芍10克，制首乌12克，北枸杞12克，川杜仲15克，怀牛膝10克，怀山药15克。患者前后又服10剂后，上症均瘥，次月来经时经量已恢复正常，精神转佳，头晕腰痠均消失。

**按：**俞慎初教授治本例，用四物汤加潞党参、黄芪以补气益血，并加枸杞、杜仲、续断等益肝肾以固本、气血同治，肝肾双补，冲任得固。

**2. 月经过少**

俞教授指出，妇人来经量少，甚至点滴即净，其病因有血亏与瘀滞之不同，有因化源不足，血海亏虚者，也有因肝郁气滞，痰凝血瘀而致血不畅行。临床应细加详辨。

**例十一：**林某，女，34 岁。1992 年 3 月 9 日诊。二年来每次经潮量甚少，常持续 2 至 3 天，有时经行 1 天即净，经色黯红。本次经潮将至，伴头晕、胸闷不舒、倦怠乏力，食欲不振、口干不喜饮。脉沉细，舌淡红苔薄白。证属肝郁脾虚、血海不充致经量减少。治宜疏肝解郁，健脾养血。处方：毛柴胡 6 克，赤白芍各 10 克，当归身 6 克，盐陈皮 5 克，结茯苓 10 克，漂白术 6 克，制香附 6 克，益母草 12 克，生熟地各 15 克，炙甘草 3 克，白桃仁 6 克，三七粉 6 克（分冲）。

3 月 14 日二诊：上方药服 5 剂后，月经如期来潮，经量较前增多，经色转红。舌淡红苔薄白，脉细。按前方出入。处方：毛柴胡 6 克，赤白芍各 10 克，当归身 6 克，盐陈皮 5克，结茯苓10克，漂白术6克，制香附6克，益母草15克，生熟地各 15 克，太子参 15 克，炙甘草 3 克。患者又服 8 剂后，诸症悉除，经潮自调。

**例十二：**汪某，女，21 岁。1992 年 1 月 7 日初诊。平素经潮量少，色暗红，常夹有血块，纳食量少。本次来经 2 天，仍量少。伴咽喉干燥，大便秘结，5~6 天排便一次。脉细数，舌淡红苔薄白。此为肝郁脾虚、血海不充所致，治以疏肝解郁、健脾养血法为主。处方：太子参 15 克，绵黄芪 15 克，粉丹皮 12 克，黑栀子 6 克，毛柴胡 6 克，杭白芍 10 克，结茯苓 10 克，漂白术 6 克，当归身 6 克，粉甘草 3 克，白桃仁 6 克，京丹参 15 克，麦门冬 15 克，干瓜蒌 15 克。

水煎服，5剂。

1月12日二诊：药后经量增多，本次经潮1周净，大便已通，粪质仍稍干。处方：太子参15克，绵黄芪15克，毛柴胡6克，杭白芍10克，结茯苓10克，漂白术6克，当归身6克。麦谷芽各15克，麦门冬15克，干瓜蒌15克，火麻仁15克，粉甘草3克。又服5剂后，诸症已除。

**按：**俞师临床治血虚月经过少证，仍然从治肝入手。一者重视健脾生源，滋养肝血，使血海充盈；二者在养肝血的同时又不忘疏肝理气，调畅气机，令血运畅行。本例之治即运用疏肝益血、两调肝脾法而获效。

**3. 闭经**

闭经临床多分虚实，或精血不足，血海空虚，无血可下；或肝气郁结，气血瘀滞，经闭不行。俞师指出，禀赋不足及久病伤肾所致的闭经为临床常见病因，患者多因素体虚弱、肾气不足、冲任未通；或久病及肾精亏耗，冲任虚损，以致月经停闭，当以补肾养肝调经，常用左归丸或六味地黄丸加减。如因气滞血瘀导致的经闭不行，则治以疏肝理气、活血通经法，常用柴胡疏肝散加赤芍、桃仁、归尾、益母草等。

**例十三：**赵某，女，18岁，在校学生。1990年7月3日初诊。患者慢性肾炎已3年多，头晕腰酸，四肢酸楚，月经已近6个月未潮，面目略浮肿，舌淡红苔白，脉沉细。证属久病伤肾，肾精耗损，冲任亏虚所致。治宜补益肝肾、调经固冲为主。处方：绵黄芪30克，北枸杞15克，熟地黄15克，山萸肉12克，怀山药15克，建泽泻12克，粉丹皮12克，带皮苓30克，赤小豆15克，怀牛膝12克，车前子12克，益母草12克。患者服7剂后，月经来潮，又复诊两次前后共服30剂。诸症大有改善，月汛基本如期来潮。本例治疗用六味地黄丸补益肝肾为主，又加补气、利湿及调经药味，使肾精得充，肝血和调，化源充足，冲任得养，血海渐盈，经潮自复。

**例十四：**王某，女，21岁，未婚。1990年3月14日诊。月经四个月未潮，伴胸胁满闷，心烦寐差，喜太息，纳少。脉沉弦，舌质暗红边紫苔白。证属肝郁气滞兼血瘀、冲任失调之经闭不行，治以疏肝解郁，活血通经法。处方：毛柴胡6克，杭白芍10克，当归尾6克，结茯苓10克，漂白术6克，炙甘草3克，制香附6克，赤芍药10克，白桃仁6克，益母草15克。水煎服，5剂。

3月19日二诊：上药服后，经水来潮，胸闷减轻，舌脉如前。处方：毛柴胡6克，杭白芍10克，当归尾6克，结茯苓10克，漂白术6克，制香附6克，益母草15克，苏百合15克，夜交藤15克，粉甘草3克。患者又续服5剂后，诸症改善。经调治3个月后，近2年来月经如期来潮。

**按：**俞教授治妇人体实之闭经证，常从疏肝理气入手，认为肝气条达、气机通畅是经血运行的先决条件，“气行则血行”；并酌加归尾、桃仁、益母草等活血祛瘀通经之品，使经脉畅通。因以治气为先，两调气血，故临床常取良效。

**例十五：**陈某，女，24岁，1962年1月12日诊。患者自达发育年龄后，月经一直未曾来潮，其父母及亲戚长辈均认为结婚后或许能来潮受孕，然而两年多，仍未来潮，亦未受孕，特来求诊。询其病况，据述一向食欲不振，四肢疲乏无力，察其面色无华，环唇苍白，营养不良，严重血虚，以致血海枯竭，月经不来潮。治宜补脾气、益肝血，予八珍汤加味，并仿《素问·腹中论》“四乌鲗骨一藘茹丸”意，主治血枯，月事衰少也。处方：（1）八珍汤加味：潞党参15克，绵黄芪15克，漂白术10克，结茯苓10克，炙甘草3克，川芎4.5克，全当归9克，杭白芍9克，熟地黄15克，淫羊藿15克，制首乌10克。水煎服，10剂。（2）四乌鲗骨一藘茹丸：乌贼骨120克，茜草30克，研成细末，另以不落水鸡肝4~5个，和药末捣匀，丸如梧桐大，每次10克，每日早晚各服1次，米汤送下。嘱其按以上用量、用法照服。

患者按照上述的“八珍汤加味”连服10剂，“四乌鲗骨一藘茹丸”连服3剂后，月经得以来潮，次年并举一子，病家喜甚，登门道谢。

**按：**本例为气血亏虚之经闭证，俞教授以补脾气、益肝血为治，用八珍丸合四乌鲗骨一藘茹丸加减取效。“八珍汤”原为四君子汤、四物汤两方组成，加黄芪、首乌补益气血；配淫羊藿以促进性机能。“四乌鲗骨一藘茹丸”原方为乌贼骨4份，藘茹1份，研为细末，以雀卵和之为丸，鲍鱼汁送下。藘茹为茜草之古名。方中的雀卵、鲍鱼，多不易购得，故以鸡肝代雀卵，以米汤代鲍鱼汁，亦取其滋养肝血之作用。该方以乌贼骨之补涩，藘茹之养血、活血且兼以祛瘀，能使新血得生而无留瘀之弊。俞教授运用八珍汤合四乌鲗骨一藘茹丸治疗血亏经闭证，可达到大补气血，祛瘀生新之功效。

## 调肝理气，利湿止带

俞教授认为，带下的病因虽有多种，但总离不开湿邪为患，《傅青主女科》有“带下俱是湿症”之说，而其中以肝脾失调致水湿下注为临床常用病因。此证每因平时忧思恼怒或精神郁闷，肝失条达，肝气横逆克脾，致脾失健运，水谷精微未能上输化血而反聚成湿，水湿流注下焦累及任、带而为带下。如《女科经论》所云：白带“皆由肝木郁于地中使然”。此类带下病常伴有胸胁胀痛、情志不舒、心烦性急、脉弦等肝郁气滞之候，故俞师每以疏肝理气、利湿止带法治之。常用柴胡疏肝散加榆根皮、鸡冠花等药。如属肝肾不足，脾土虚弱所致，当滋补肝肾，健脾利湿为治，宜加减六味地黄汤等。

**例十六**：张某，女，39 岁。1992 年 2 月 13 日初诊，患者平时带下量多，黏稠如涕、绵绵不止已半年余，伴头晕倦怠，情志抑郁，少腹胸胁时感胀痛。两眼干涩，心烦寐差，口干。脉弦数，舌淡红苔白。诊为肝郁脾湿，湿蕴化热之证，治以疏肝利湿兼清热。处方：毛柴胡 6 克，白芍 10 克，绿枳壳 6 克，制香附 6 克，川芎 5 克，鸡冠花 12 克，榆根皮 12 克，川黄柏 6 克，黑元参 12 克，夜交藤 12 克，合欢皮 12 克，明天麻 10 克。水煎服。

2 月 20 日二诊：服上方 4 剂后，带下明显减少，胸胁胀痛改善。脉弦数，舌淡红苔白。仍守前法。处方：毛柴胡 6 克，杭白芍 10 克，绿枳壳 6 克，制香附 6 克，川芎 5 克，鸡冠花 12 克，苍白术各 6 克，榆根皮 12 克，黑元参 12 克，夜交藤 12 克，合欢皮 12 克，结茯苓 10 克。患者曾复诊两次，均按此方加减，前后共续服 10 剂后，带下已愈。

**例十七**：王某，女，19 岁。1993 年 6 月 22 日初诊。经潮来时腹痛，头痛，平时白带量多。胸胁胀闷，四肢乏力，汗多。舌质淡红，苔薄白，脉细弦。此为肝郁脾湿之带下证，治宜疏肝利湿法。处方：毛柴胡 6 克，杭白芍 6 克，当归身 6 克，怀山药 15 克，益母草 12 克，制香附 6 克，结茯苓 10 克，鸡冠花 15 克，椿根皮 12 克，川楝子 10 克，川郁金10克，香白芷6克，川芎5克，炙甘草3克。水煎服。

6月27日二诊：服上方5剂后，头痛腹痛均已愈，白带减少，胸闷减轻，舌脉如前。处方：毛柴胡6克，杭白芍10克，当归身6克，怀山药12克，益母草12克，川芎5克，制香附6克，结茯苓10克，鸡冠花15克，椿根皮12克，苏芡实10克，炙甘草3克。上方服5剂后，带下明显减少。

**按：**带下多因肝气郁结、脾失健运，致水湿流注下焦累及任、带而成。如《丹溪心法附余》所云，白带多因“木气克土，则脾受伤而有湿”所致，故疏肝理气、利湿止带是本病的常用治法。例十六案带下兼有湿浊蕴久化热伤阴之象，俞师以柴胡、枳壳、香附、白芍、川芎疏肝理气解郁；榆根皮、鸡冠花、黄柏以清热利湿止带；元参养阴清热；配以夜交藤、合欢皮、天麻等安神止晕。诸药配合，使肝脾调和，脾复健运，湿祛带止。例十七案着重以疏肝利湿法治疗获效。

**例十八：**魏某，34岁。患者已生育2子，断乳2月，脾胃虚弱，阴胜阳衰，致月经延期，湿留下焦，致带下淋漓。伴遍身酸痛，以腰部为甚，近日饥不欲食，脉象微。俞师认为应治以滋补肝肾，健脾利湿为主，拟与加减六味地黄汤治之。处方：黑大豆90克，红大枣10枚，白果肉10粒，九蒸熟地30克，山萸肉12克，怀山药12克，薏苡仁12克，建泽泻6克，川续断6克。水煎。

复诊：服前方3剂后，诸症悉减，尚觉身疼，食欲不振。以补中益气汤加减为主。处方：潞党参15克，漂白术6克，当归身5克，炙黄芪9克，北柴胡5克，川升麻5克，广化皮5克，炙甘草3克，北秦艽5克，川黄柏3克，寸麦冬9克。水煎服，连服3剂后，基本痊愈。

**按**：本例以滋肝肾、理脾土为主，故用六味地黄丸为滋补肝肾之主方，加薏苡仁助茯苓以健运渗湿，合怀山药以固脾土；黑豆、红枣，甘平益阴，一以补肾而利水湿，一以益脾而和中气；杜仲、续断之补肾阳以治腰痛；白果性涩收敛，助山萸肉以止带浊。盖脾土不胜，则饥不欲食，而气血愈虚，所以健脾利湿，使土旺则血匀气顺，而经自然应期矣，故后以补中益气汤加减而收功。

俞师在妇科临床中，又善于用易黄汤加减治湿热带下；用完带汤加减治脾虚带下；用补中益气汤加减治气虚崩漏；用寿胎饮或保产无忧散加减治胎动不安；用生化汤加味治产后恶露未尽等。他用方灵活，辨证遣药创见颇多，对后学很有启发。

# 儿科辨证用药经验

俞慎初教授不仅精通内妇科，也擅治小儿科疾病，其临床注重小儿生理病理特点，认为小儿之气阳未盛，血气未充，神气未实，为稚阴稚阳之体，脏腑娇嫩、腠理不密，体质和功能均较脆弱，因此小儿发病容易，且传变迅速，如《小儿药证直诀》所指出：小儿"脏腑柔弱，易虚易实，易寒易热"，所以俞师儿科临证善于根据儿科的特点，针对各种儿科疾病，精心辨证，灵活用药，颇有独到之处。

## 诊病精细，用药轻灵

俞教授临证，注重明理。其治小儿疾病，尤为重视对小儿病候的诊视，强调应全面掌握病情，洞悉病机，庶于临床无惑。他每诊治一患儿，必先认真地望形观色，详察各种异常变化，如小儿的神态、面色、眼神、涕泪、毛发、皮肤、二便、口唇和舌苔等，并按年龄不同分别诊视脉象和指纹，然后合参脉证，审因施治。例如对发热的小孩，俞师每察看其耳后、胸背和四肢有无疹点；咽喉和颈项部是否异常；询问发热时间，汗出情况。如伴有恶寒鼻塞、流涕、喷嚏，则多以外感诊治；口渴唇燥为邪热伤津；便秘溲黄为里热等。对于腹泻病儿，多检查皮肤干湿，诊按腹部有无胀气，了解饮食情况，尤其注意观察和询问泻下的粪质，如见大便稀溏，色淡不臭，多为脾虚泻；泻下酸臭，夹有不消化食物，多为伤食泻；泻下稀水样，粪色深黄而臭，或带黏液，为湿热泻；下利清稀，洞泄不止为虚寒泻。又如小孩脐周腹痛，时作时止，常进一步诊察有无舌面小红点、面部白斑、下唇内颗粒样小点及粪便检查，以帮助诊断蛔虫证。

俞师融汇古今医家诊病之法，作为自己临床辨证之据，详审细察，精确辨证，在治疗儿科的各种病证中，有独到的治疗经验和用药特色。现举例如下：

**1. 用药轻灵**

俞师认为，儿科用药必须顺应小儿形质娇弱、脏气清灵、病因单纯的特点，力求药味精简轻灵、剂量适宜，切忌用药猛烈，大剂攻伐或杂药乱投。俞师临证，每次处方均在10味药以内，用药分量也偏轻，除健脾胃药外，一般在3克至6克之间，例如治外感热证，常用桑叶、菊花、薄荷、银花、连翘、竹叶等数味轻清透泄之品而获效。如治一例惊泻患儿，仅以钩藤、夜交藤、山楂、神曲、谷麦芽、水牛角七味药予服3剂后，症状明显改善。治小儿习惯性便秘，常用桑椹、胡桃肉二味炖服而取良效。对于如山栀、黄连、黄芩之类的苦寒药物，俞师主张用量不宜过多（一般不超过10克），病愈即停用，以防克伐阳气，损伤脾胃。

**2. 治法简便**

儿科用药要适应小儿的特点，婴幼儿服味苦的中药较为困难，因而俞师临床常采取简便的用药方法和小儿易于接受的药膳治疗。如治婴儿湿疹，常用银花、土茯苓、苦参、白鲜皮、甘草等煎汤外洗，并以三黄散扑撒患处，又嘱家长给绿豆汤饮服。如治脾虚久泻证，俞师每予以患儿服用自拟的“四味扶脾散”（山药、茯苓、薏苡仁、莲子肉各等量，研粉），每次一匙，加面粉三匙，白糖适量炖服。又如小儿麻疹不透，则用芫荽9克单味水煎，随时饮服，以促其透发；麻疹收没期邪热伤阴，咳嗽咽干，常用荸荠六七粒、鲜芦根30克，甘蔗60克水煎代茶饮。方法简便，小儿易于接受，常取较好治疗效果。

**3. 选方灵活**

俞师儿科临证，既善用前贤名方，又能结合自己的经验，灵活化裁，数十年来积累了丰富的用药经验。例如治小儿急惊风，每以清肝镇痉息风的羚羊钩藤汤加减，从肝治为先。又如小儿癫痫、惊厥等神志疾患，又善于从痰论治，灵活运用导痰汤、温胆汤，每取得满意疗效，常用的药物有半夏、陈皮、茯苓、菖蒲、远志、胆星、天竺黄、琥珀等。临床上对于久咳不愈而无兼他症的患儿，俞师每用理气配合温化的方法治之。认为小儿久咳多因不能忌口、多食冷饮所致，如一味采用清肺热法，很难获效，俞教授则从理气和温化入手，运用加减止嗽散（荆芥、百部、杏仁、浙贝、半夏、陈皮、紫菀、茯苓、炙草）治疗，而取良效。其中陈皮一药，俞师每用之，认为陈皮长于温化痰湿，调理肺气，与其他止咳药配用，效果很好，俞师咳嗽治方中所用的甘草，多以蜜炙，是取其温化之功。

俞师指出，小儿肌肤娇嫩，腠理不密，卫外之力不强，外邪易于由表而入。感受外邪后也易于出现高热动风、惊厥之症，所以儿科病退热尤为重要。他治小儿外感发热，十分推崇紫雪丹，常在辨证施治基础上，用紫雪丹作为退热药。其认为本品有清热解毒、镇痉开窍之长，用于小儿热证，具有服药简便，退热迅速、疗效稳定，且可预防小儿高热惊厥的优点，是儿科退热的上品，俞师常嘱患儿家长备有此药。对于小儿蛔虫证，俞师主张驱虫与健脾并施，认为患虫证小孩，多伴有脾胃虚弱、营养不良之候，若单用驱虫杀虫法，每能更伤其脾胃。故他常在健脾益胃的参苓白术散或四君子汤中加乌梅、榧子、使君子、槟榔等驱虫药治之。对于小儿胆道蛔虫证用药，俞老多选用苦辛酸的药物如胡黄连、川椒、乌梅、细辛等治之，疗效颇佳。

俞教授认为，小儿夜寐欠安，吵闹不宁，常是小儿肝热的临床表现，他每用清热平肝、息风安神的地龙干、小春花（阴地蕨）、钩藤、蝉衣等加入他药中配合使用。

## 调理脾胃，注意饮食

俞教授十分重视小儿饮食调理，主张对婴幼儿要合理喂养和顾护，反对家长的过分溺爱。他多倡北宋儿科名医钱乙的“若使小儿安，常带三分饥与寒”之说，认为一些儿科疾病，常因平时饮食不当所致。虽然小儿生机旺盛，处在发育阶段，水谷精微所需较多，然而婴幼儿脏腑柔嫩，脾胃功能尚未健全，平时饮食如稍有不慎，则容易造成脾胃损伤，尤其是现今家庭冰箱必备，零食冷饮充足，家长又缺乏科学育儿知识，每以小孩多食善饮为佳事，任其食用，不加节制，常导致脾胃损伤，消化功能紊乱，临床多见食积腹胀、腹痛吐泻、厌食等症。又如小儿久咳，也常因冰箱冷饮未能节制所造成，小孩咳嗽又服冷饮，寒邪每由咽喉犯肺，加剧肺气失宣，致久咳不愈。所以临床上俞师常嘱家长要注意小儿饮食调理，食物冷热要适中，切勿过饥过饱而损伤脾胃。

俞师在临证治疗也尤其重视顾护脾胃，认为脾胃为后天之本，小儿一身营养来源，小儿的生长发育无不依赖于脾胃对水谷精微的吸收输布和供养。所以俞师善于审察脾胃之虚，一见不足，及时扶助正气，补益脾胃，尤其是疾病后期，重视补益脾胃以资复元。

俞教授临床治疗小儿厌食证，多从养胃、健脾、益气入气，认为临床以脾胃虚弱而致的厌食为常见。多因小儿平素饮食不当，导致脾胃功能的障碍，受纳运化失健而产生厌食。俞师常用参苓白术散随症加减。例如临床曾治严姓小孩，男，10岁。患儿一年来不思饮食，三餐食量甚少，精神倦怠，面色无华，夜间盗汗。脉细数，舌淡红苔薄白。诊其证属脾胃虚弱之厌食证，治宜健脾益气。处方：太子参12克，茯苓10克，漂白术5克，扁豆仁6克，盐陈皮5克，怀山药12克，甘草2克，莲子肉10克，薏苡仁10克，缩砂仁3克，北荞麦10克，谷麦芽各10克。患儿连服14剂后胃纳增多，面色润泽，精神转佳。本例的治疗，俞师着重以健脾益气、和胃渗湿，增强脾胃功能，使其食欲增进,《幼幼新书·乳食不下第十》所云：“脾脏也，胃府也，脾胃二气合为表里。胃受谷而脾磨之。二气平调，则谷化而能食。”

## 病案举例

俞师在儿科临证中，医望甚高，治愈患儿无数，尤其对于各种儿科急性重症，每能精确辨证，灵活施治，屡获良效。兹举验案数则以说明。

**1. 外感高热**

崔某，女，7岁。1992年11月20日诊。4天来反复发热不退。今晨体温达39.7℃，伴头痛、鼻塞、流涕、咽喉肿痛，口干纳差，溲黄。舌边尖红苔薄黄，脉数。证属风热感冒，治以辛解表、清热解毒法。处方：银花6克，连翘6克，桑叶6克，菊花6克，蔓荆子6克，鬼针草12克，鱼腥草12克，车前草12克，桔梗5克，薄荷5克，甘草3克。3剂，水煎服。前药服一剂后汗微出，翌日体温降至37.5℃，又服二剂后热退，咽痛减轻，胃纳仍差前方加牛蒡子6克，谷麦芽各10克。又进3剂后症状消失，纳食增加。

**按：**本例外感高热，俞师以银、翘、桑、菊、薄等药清热解毒、疏风透表；又配以治咽痛的经验方“利咽桔梗汤”（鱼腥草、鬼针草、车前草、粉甘草、桔梗）清肺泄热、解毒利咽；并用蔓荆子散风热止头痛。全方疏风清热解毒作用显著，故服1剂热即降，二诊后诸症悉平。

**2. 麻疹肺闭**

陈某，男，6岁。1966年1月10日诊。陈孩染患麻疹，当发疹期高热达40℃左右，痰鸣喘咳，气急鼻煽，伴有胸痛，指趾及口唇均青紫色。舌苔黄，脉浮数。肺部听诊有湿啰音。此为温邪闭肺，当以辛凉开肺为治，拟予麻杏石甘汤加味。处方：麻黄6克，杏仁6克，石膏18克（先煎），甘草3克，川贝粉6克（分冲），瓜蒌15克，枳壳4.5克，白芍6克。水煎分5次服，并结合肌注青链针剂。

上药用后，痰鸣喘咳，气急鼻煽均瘥，即用千金苇茎汤加味。处方：鲜苇茎15克，白桃仁6克，冬瓜仁10克，白茅根10克，川贝母6克，枯黄芩6克。水煎，分3次服，并另服猴枣散。

上方服后，痰亦显著减少，胸痛亦除，肺部湿啰音消失。嘱自以白茅根、上已菜（荠菜）各15克，水煎，代茶饮。

**按：**麻疹肺闭，当时在染患麻疹中有20余个病孩，其中较严重者有五、六人，均以上述方法出入治愈。该证由于麻毒内陷于肺，闭阻肺络，肺失清肃，以致肺气上逆而为咳喘，又因邪郁不达，化热生痰，痰壅气道，痰随气升，以致痰鸣气急。同时因邪气闭塞，气滞血郁而出现气急鼻煽，指趾口唇青紫。故俞师以清热泻火，宣肺开闭为治，用麻杏石甘汤加味取得满意疗效。

**3. 麻疹热泻**

陈某，男，5岁，1966年春节，正值麻疹流行之期。病孩染患麻疹，于透疹期，正当疹毒炽盛，护理不当，邪毒不从外透而内陷大肠，迫致泄泻，日泻10余次，便出喷射状，如蛋花样，口渴引饮，烦躁不宁，疹色紫赤，苔黄而燥，舌质红，脉滑数。此为麻毒内盛，移热于大肠所致，当以葛根黄芩黄连汤清肠泄热治之。处方：粉葛根6克，黄芩4.5克，银花6克，飞滑石10克，粉甘草3克，天花粉10克。水煎，分2次服。

上方连服2剂后，腹泻次数减少三分之一，再用前方加减治之。处方：粉葛根6克，黄芩4.5克，黄连3克，粉草3克，白茅根10克，车前草10克。水煎，分2次服。

服药后，泄泻已止，遂以健脾之药如怀山药、茯苓、薏苡仁、白扁豆等与服。

**按：**麻疹正当透疹之期，邪毒不外透而内陷，以致热迫大肠见协热下利，此为麻疹之逆证，应急宜清肠泄热治之。迅速控制病情。如治之不得法，会变生他证。

**4. 高热抽搐**

董某外孙女，4 岁，1973 年 10 月 10 日诊。患孩经常发作高热抽搐，此次因外感时邪，发热数天，昨起发热至 40℃左右，始则烦躁不宁，口渴喜饮，继则高热抽搐。其母急来邀诊。俞师察其汗出不畅，露睛搐搦，舌苔薄白质绛，脉弦数，指纹赤紫。此乃高热邪窜肝经，以凉肝息风，柔润舒筋为治，予地龙钩藤汤加减。处方：地龙 18 克，石决明（代羚角）18 克，桑叶 10 克，菊花 10 克，生地 12 克，川贝母 6 克（分冲），天竹黄 6 克，白僵蚕 3 克，茯神 12 克，麦门冬 12 克，白芍 10 克，甘草 3 克，钩藤 10 克（后入）。水煎，分 3~4 次服。另用小儿回春丹，每次服 1~2 粒，每日 2~3 粒，开水调服。

服上药后，高热渐退，抽搐亦止，继以平肝清热治之。处方：地龙干 18 克，石决明 18 克，桑叶 10 克，甘菊花 10 克，银花 6 克，连翘 6 克，白芍 6 克，麦冬 10 克。水煎，分 3~4 次服。

**按：**小儿高热，当预防邪窜肝经，引起抽搐，此时治疗的关键在于解表退热。热解则风定，抽搐自止。因高热易引动肝风，肝常有余，故在解表退热的同时，应适当加入平肝息风之药，如钩藤、僵蚕、地龙干等，才能达到治愈的目的，如果“见痉止痉，病必不除”，古人的“祛风必先解热”之论，确是心得之言。

**5. 热痢夹血**

林孩，3岁，1975年8月25日诊。患孩暑天感染菌痢，大便检查有脓血，里急后重，次数多，腹部拘痛。察其舌质绛，苔薄白，脉数。证属热毒蕴结肠道，损伤肠络，治宜清热解毒为主，拟予白头翁汤加减。处方：白头翁10克，秦皮6克，黄连4.5克，黄柏4.5克，白芍药10克，甘草3克，木香3克，野麻草12克。水煎服。

嘱其每剂头次煎均分2~3次服，连服3剂，并日以野麻草15克代茶，服后即愈。

**按：**该证为热毒蕴结大肠，致成血痢，故用白头翁汤加减以清解热毒，且有秦皮、连、柏之属配合，以苦寒燥湿止痢，加野麻草为治血痢之有效药，因而诸药配合，疗效满意。

**6. 急性腹泻**

詹某，女，1岁4个月。1992年6月8日诊。患儿腹泻2天，泻出稀水样便，色黄而臭，每日6~7次。身微热，今晨体温37.8℃，口渴纳减，腹胀，小便短少。舌质红苔黄，指纹青紫。证属湿热内蕴肠胃，治宜清热利湿。处方：葛根6克，黄芩5克，黄连5克，甘草2克，神曲5克，山楂5克，铁苋菜10克，薏苡仁6克，山药10克。3剂，水煎服。上方服后热退，腹泻次数明显减少，粪稍稠，大便每日2次，小便增多，按上方加茯苓6克，又连服3剂后，腹泻已止，腹胀亦消，余症除。

**按：**本例为感受湿热之邪后移热肠胃，导致运化失常、清浊不分而见腹泻，故治宜外解肌表之邪，内清肠胃湿热，以葛根芩连汤为主治之，并加铁苋、薏苡仁以增强清热利湿之效。因兼腹胀和泻下粪臭，故配以山楂、神曲以消食导滞。方中加山药一味，不但该药性涩能止泄泻，而且善补脾气，可防止清热苦寒药克伐脾胃，所以俞老治小儿腹泻，山药是常用之药。

**7. 小儿盗汗**

肖孩，男，3 岁，1975 年 8 月 15 日诊。患孩晚间睡后每多流汗，醒时则汗出如洗，以致体形消瘦，食欲不振。察其舌质绛，指纹淡。小儿本为纯阳之体，今汗多出则必阴亏，故钱氏为小儿阴亏着想，特订有名的方剂“六味地黄汤”以补肝肾之阴（见《小儿药证直诀》）。俞师先以滋阴敛阴止汗之剂，以六味地黄汤加减治之。处方：麻黄根 10 克，北浮麦 12 克，红大枣 5 枚，飞龙骨 15 克，左牡蛎 15 克，干地黄 10 克，粉丹皮 9 克，山萸肉 6 克，怀山药 6 克，麦门冬 6 克，五味子 3 克，水煎服。每剂均分 2~3 次饮服。连服 3~4 剂，多汗已平。并嘱其常服“四味扶脾散”（怀山药、白茯苓、莲子肉、薏苡仁等量，洗净，晒干研粉，每次一匙，面粉 4 匙，白糖适量，调匀炖服），以振食欲。

**按：**汗为心液，睡中汗出过多，称为“盗汗”。方中用六味地黄汤加龙、牡养阴敛阴潜阳而止汗为主药，五味子、浮小麦敛心阴、止虚汗为辅药，加麻黄根专于止汗，红大枣健脾益气，而收其效。

**8. 湿热黄疸**

陈孩，女，12 岁，1973 年 2 月 12 日诊。患孩春节前得黄疸病，先就市某医院诊治，断为急性黄疸型肝炎，经服药后黄未尽退，饮食欠佳。闻俞教授返榕，前来求治。察其巩膜及脸部仍黄，小便短赤，应以利湿退黄为主。予栀子柏皮汤合茵陈四苓汤出入为治。处方：茵陈蒿 15 克，栀子 6 克，黄柏 6 克，赤苓 10 克，光泽泻 10 克，猪苓 10 克，白术 6 克，甘草3克。水煎服。

2月16日二诊：上药连服4剂后，患孩黄退食量增加。其母喜谓："先生之方，价廉药验，如往返医院就诊不唯车费、药费多所负担，而一去奚止半日。"续处茵陈四苓汤加味。处方：茵陈蒿15克，山栀子6克，黄柏6克，赤苓10克，光泽泻10克，猪苓10克，白术6克，怀山药15克，薏苡仁15克。水煎。嘱其续服5剂以善其后。

**按：**本病黄未尽退，饮食欠佳，小便短赤，不用茵陈蒿汤以大黄去其肠中瘀热，而用栀子柏皮汤合茵陈四苓汤治之，旨在既利湿退黄，又顾及脾土。盖脾受湿困，饮食欠佳，又湿热逗留，小便短赤，所以俞师治之用茵陈、山栀、黄柏以利湿热，以四苓健脾渗湿，而收黄退食增之效。

**9. 小儿遗尿**

刘某，男，8岁。1992年1月2日诊。患儿夜间遗尿已二年余，每夜遗尿1~3次，多则3~4次。伴神疲形瘦，倦怠肢冷，食欲不振。舌淡红苔白，脉细缓。证属肾气虚寒，膀胱失约，治宜温肾益气，固涩缩尿，拟内金缩泉饮加味。处方：鸡内金10克，乌药6克，益智仁6克，山药15克，黄芪15克，桑螵蛸10克，金樱子10克，覆盆子6克，甘草2克，谷麦芽各15克。4剂，水煎服。前方服后，遗尿著减，4天间遗尿一次，精神尚好。又嘱其按原方再服7剂后，夜间无尿床。半年后随访，遗尿未再发。

**按：**《灵枢·本输》有曰："虚则遗溺，遗溺则补之"。俞师诊治本病，遵从经旨，以"遗溺多虚"立论，治法多用温补。如本例肾气虚寒、膀胱失约之遗尿症，俞师着眼于温肾缩尿，运用经验方"内金缩泉饮"加黄芪为主治之。该方是以古方缩泉饮为基础，并加入善于固涩止遗的鸡内金和温肾缩尿的覆盆子、金樱子、桑螵蛸等组成。全方标本兼治，故临床应用每获佳效。

**10. 泻利烦渴**

吴孩，男，1周岁，1973年9月18日诊。患孩得泻利烦渴，日泻水样便20余次，某医院诊为中毒性消化不良，先后两次住院急治未瘥，经人介绍前来问治。询其病况，据云小孩患腹泻，高热达一周，经服中西药后，热度虽降，而腹泻未止，大便如蛋花样夹有黏液，腹胀，小便不利，予以白头翁汤加减。处方：白头翁10克，秦皮6克，川黄柏4.5克，黄连4.5克，黄芩4.5克，广木香1.5克，怀山药12克。水煎。头次煎均分3次服。

二诊：上方连服2剂，泻利次数，即减大半，而胸腹气滞仍有，又予温胆汤加味。处方：竹茹6克，枳壳4.5克，赤茯苓10克，陈皮4.5克，法半夏4.5克，粉甘草3克，白头翁10克，川朴根4.5克，怀山药12克，川黄柏4.5克。水煎。头次煎均分3次服。

上方服后，腹胀已愈，腹泻亦止。

**按：**患孩泻利数天，经住院治疗后，及时输液，未至严重脱水，但腹泻未瘥。该证乃湿热阻滞，酿成泻利，且便如蛋花样夹有黏液，热毒蕴结于大肠，故用白头翁汤加减，以清热解毒，燥湿治痢，使大肠热毒蕴结得解，而泻利自止。

**11. 胎儿黄疸**

程孩，初生儿，即发黄疸，皮肤面目均黄。1965年2月10日诊。

该证由于母体素蕴湿热而起。胎儿精神困倦，不欲吮乳，小便深黄，大便干燥，舌苔黄腻，指纹带赤而在风关。其证初起当用茵陈蒿汤加减予服。处方：绵茵陈6克，栀子

3 克，酒大黄 1.5 克，黄柏 1.5 克，黄连 1.5 克。水煎，分 3 次与服。

服药后第 2 天，黄疸即迅速减退，再用下方。处方：绵茵陈 6 克，山栀子 3 克，白毛藤 6 克，水煎，分 3 次与服。

经再服药，第 3 天黄疸全部消失，吮乳正常。

**按：**初生胎儿脏腑娇嫩，形气未充，由于母体素蕴湿热，因致黄疸，其发黄颜色鲜明，此为阳黄之象，故投茵陈蒿汤而消退速也。

**12. 小儿浮肿**

白某，男，6 岁。1976 年 9 月 22 日诊。患儿近日来面部、眼睑突然出现浮肿，阴囊肿坠作痛，口不渴，苔薄白，脉沉缓，检查阴囊有积水现象。尿常规检查阴性。此乃水湿为患，当以利水消肿为主。处方：桑白皮 10 克，炒陈皮 3 克，茯苓皮 10 克，大腹皮 6 克，赤小豆 12 克，建泽泻 6 克，槟榔子 10 克，绿枳壳 3 克，车前子 6 克，水煎，分 2 次服。

复诊：上方连服 2 剂，面部、眼睑浮肿均已消失，阴囊肿坠已缩小，舌苔薄白，脉象沉缓。应以健脾渗湿为治，用四苓汤加味。处方：建泽泻 6 克，赤茯苓 6 克，盐陈皮 4.5 克，猪苓 6 克，赤小豆 10 克，车前子 6 克，漂白术 4.5 克，槟榔 6 克，绿枳壳 4.5 克。水煎，分 2 次服。

上方续服 2 剂后，浮肿基本痊愈。

**按：**本病初诊以利水消肿为主，以五皮饮加减治之，使水利肿消。继以健脾渗湿为治，以四苓散加味，使脾土健运，水湿得化。因辨证正确，故平常的方剂所以能胜病也。

以上数则案例，足见俞教授的丰富儿科临证经验之一斑。

诊余漫话

# 温胆汤的运用经验

俞教授临证善用前贤名方，且随症灵活化裁，运用自如，颇有独到之处。兹将俞师运用温胆汤的经验整理如下：

温胆汤出自唐代孙思邈的《备急千金要方》，原用于治“大病后虚烦不得眠”之证。其方由半夏、橘皮、竹茹、枳实、生姜、甘草等6味组成，后世医家沿用二陈汤之制，又加茯苓于内，故该方有清热和胃、化痰止呕之功效，常用于治疗痰热上扰、虚烦不得眠之证，是清化痰热的常用方。俞师认为，温胆汤虽仅在二陈汤中加枳实、竹茹、大枣而成然其方配伍合理，升降清和诸法运用恰当，枳实与半夏配合，其燥湿化痰、行气降逆之作用比二陈汤为强；竹茹配陈皮，理气、化痰、和胃之效也较二陈汤为佳，且竹茹又能清痰热；而大枣配合茯苓、甘草，更有和中安神作用。故其方温凉相宜，祛痰湿而无过燥之弊，清痰热也不必有太寒之虑。其方名“温胆”之“温”，是体现其温和特点，并非温凉之温，如清代张秉成所云，温胆汤“欲其得春气温和之意”也。因此俞师在临床上常以其方的清痰热和化痰湿的二个主要作用，用于治疗因痰热内蕴所致的多种病证，例如：

1. 痰热内郁，热忧心神而引起的心悸、失眠证。此证见心悸善惊，或虚烦不得眠，胸闷，呕恶，口苦，舌苔腻，色白或黄，脉滑等。常加枣仁、远志、五味子等养心安神药物。

2. 痰热中阻，清阳不升、浊阴不降的眩晕、头痛证。常见眩晕或头隐隐作痛，且有重着感，胸膈痞闷，恶心口苦，舌苔黄腻，脉弦滑。可酌加天麻、白术等。

3. 痰气郁结，肝失条达而致的脏躁、梅核气诸郁证。症见悲伤欲哭，精神恍惚，或胸闷烦躁，伸欠叹息，咽喉中梗阻不适等。临床可酌情配合柴胡疏肝汤或甘麦大枣汤治疗。

4. 痰热阻滞，气机不利，上蒙清窍而致的昏厥证。此类常因素体多痰湿，复因精神刺激，气逆痰升而发作。症见突然昏倒，不省人事，常有四肢逆冷，喉间痰声，或呕吐痰涎，舌苔白腻，脉沉滑。可加胆星、远志、菖蒲等豁痰开窍之药。

5. 痰热留滞中焦，损伤胃气而致的胃脘痛。常伴有泛酸嘈杂，呕吐痰涎、口干、口苦、舌苔黄腻，脉弦滑或数。可与左金丸合方治疗，以增强其效。若脾虚痰湿内蕴、纳少体倦而胃脘疼痛者，常与六君子汤配合施治。

现举俞教授应用温胆汤的验案数则：

## 失眠

陈某，女，30岁。1991年3月7日诊。自诉患失眠证已3年余，至夜难以入睡，时缓时剧。原系教员，因长期失眠无法正常工作，而不得不改换工种。近伴有头晕，耳鸣，心烦不宁，胸闷体倦，纳食无味，食量少，口苦，口干，痰多而粘。舌质淡白，苔薄黄，脉细数。证属痰热内扰而致失眠，治宜化痰清热，安神除烦，拟十味温胆汤加减。处方：清半夏6克，结茯苓10克，盐陈皮5克，竹茹绒12克，绿枳壳6克，太子参15克，酸枣仁12克，五味子3克，远志肉6克，夜交藤12克，合欢皮12克，北秫米一撮（包），鸡子黄一个（冲），炙甘草3克。4剂，水煎服。嘱其每剂于下午5时左右服头煎，晚上9时左右服二煎。

二诊：服药后上症已明显改善，夜已能寐，食量增加，仍按前方出入，以巩固其效。处方：竹茹绒12克，绿枳壳6克，清半夏6克，盐陈皮5克，结茯苓10克，太子参15克，酸枣仁12克，五味子3克，远志肉6克，北秫米一撮，鸡子黄一个（冲），炙甘草3克。续服4剂以善其后。

**按：**俞慎初教授诊治失眠，多本《素问》的“胃不和则卧不安”之旨，认为该证每起于胃气不和，积湿生痰，因痰化热，痰热上扰而致心烦不寐。素体虚弱或久病之人而致的不寐，亦常因兼有痰热内蕴，胃中不和，热扰神明，神明不安而致。如《景岳全书·不寐》所述：“盖寐本乎阴，神其主也。神安则寐，神不安则不寐。”治疗方面，俞师认为孙思邈《千金方》中原用于治疗“大病后虚烦不得眠”的温胆汤，确有化痰清热、和胃安神之功效，是治疗因痰热内蕴引起的不寐证的理想方剂，俞师每于临床随虚实证候的不同而灵活化裁。本例患者因体虚痰热内蕴，热忧心神，致心神不安而失眠，故俞师用十味温胆汤加减治之。方中以温胆汤清化痰热，配酸枣仁、远志以养心安神，太子参、五味子以益气生津，再加夜交藤、合欢皮、北秫米、鸡子黄，以增强安神之效。俞师又重视服药时间，在傍晚及睡前服药，能使汤药及时发挥作用。由于方证合拍，药后使痰热清，心神得安，则夜能寐，故获显效。

**心悸**

陈某，男，48岁。1991年4月18日初诊。患者主诉心慌心悸，失眠痰多已年余。来诊时心慌不适，头晕胸闷，体倦，恶心痰多。又诉入夜失眠，寐时多梦。心电图检查大致正常。诊其脉滑，且时现结脉，舌淡苔白，根部黄腻。证属气虚失运，痰热内扰致心神不宁。治宜化痰清热，益气宁心，拟温胆汤加减。处方：清半夏6克，结茯苓10克，盐陈皮5克，绿枳壳6克，竹茹绒10克，太子参12克，远志肉6克，五味子3克，酸枣仁12克，干瓜蒌24克，苏薤白6克，炙甘草2克，水煎服，7剂。

二诊（4月25日）：服药后心悸减轻，已稍能入睡，但睡意不深，食纳尚可。仍照前方加减。处方：清半夏6克，结茯苓10克，盐陈皮5克，绿枳壳6克，竹茹绒10克，太子参12克，远志肉6克，五味子5克，酸枣仁12克，夜交藤15克，合欢皮12克，炙甘草3克。水煎服，7剂。

三诊（5月3日）：服上药后诸症好转，结脉亦已消失。嘱其常服“复方丹参片”，随访至今未发。

**按：**本例因体弱气虚，脾失健运，聚湿生痰，痰郁化热内扰，致心神不安，心悸失眠，脉结；胃失和降而恶心痰多。故用温胆汤化痰湿、清郁热、和胃宁心；加远志、五味子、枣仁增强宁心安神之作用；又配太子参、瓜蒌、薤白以益气通阳祛痰。全方温凉并施、标本兼顾，既清热化痰宁心，又益气通阳复脉，故药后诸症消失，心悸复宁。

## 夜间惊悸

施某，女，14岁。1976年9月6日诊。患者近日来夜间经常惊悸不安，日间寡言少语，口苦。舌苔薄白质红，脉细数。此乃胆虚痰热为患，当以清热化痰，镇惊安神为主，予加味温胆汤，并配以生铁落饮及绿豆汤等治疗。处方：（1）竹茹10克，枳实6克，茯苓10克，橘红3克，半夏6克，远志4.5克，柏子仁10克，琥珀1.5克，朱砂0.9克（研冲），甘草3克。水煎服，3剂。（2）生铁落60克，磨冷开水冲服。（3）绿豆汤常饮。

二诊：服上药后，夜惊改善，右侧肝区及脐下闷痛，舌面有蛔虫点。据述曾排出蛔虫。予以四逆散加味。处方：柴胡4.5克，白芍6克，枳实6克，甘草3克，川楝子10克，台乌药6克，远志肉4.5克，茯神10克，乌梅5枚，使君子5枚（杵），水煎服，3剂。

三诊：服上方后，仍有夜惊，大便时腹闷痛，大便干结。咳嗽，气急。舌苔白，脉数。予温胆汤加味。处方：（1）竹茹6克，枳实6克，橘红3克，瓜蒌15克，茯神10克，远志4.5克，杏仁4.5克，枇杷叶10克（炙），甘草3克。水煎服，3剂。（2）生铁落60克，磨冷开水冲服。

四诊：服上药后，夜惊已止，唯胃脘闷痛，食欲不佳，有咳嗽，口干。舌淡红苔白，脉细数。此乃痰热为患，仍以清热化痰，止咳宁神为主，予导痰汤加味。处方：竹茹6

克，枳实6克，茯苓10克，半夏4.5克，胆星6克，琥珀3克，盐陈皮4.5克，粉甘草3克，远志4.5克，杏仁4.5克，蜜枇杷叶10克，真珠母18克（先煎）。水煎服，3剂。

五诊：服上药后，患者的夜间惊悸、胃痛、咳嗽均除，现仅觉头晕、视物模糊，舌苔淡白，脉缓而弱。姑以两补肝脾为主。处方：北枸杞10克，白菊花6克，夏枯草12克，真珠母18克（先煎），左牡蛎18克（先煎），潞党参10克，怀山药12克，白茯苓10克，生甘草3克。水煎服，3剂。

服药后，夜惊已基本痊愈。因肝脾虚弱，嘱其多服调补肝脾之剂以善后。

**按：**本证为胆虚痰热，引起惊悸不安，运用温胆汤加味治之，因该方善清胆中虚热，化痰宁神；加朱砂、琥珀、柏子仁宁心安神；配方中生铁落，功能安神定志。故合方治之，疗效较佳。

## 胃脘痛

陈某，女，35岁。1991年11月19日诊。患者近两周来胃脘部时时作痛，常于饭后发生，且频泛酸水，胸闷口苦，头重肢怠，纳少，痰多色白，舌尖红苔薄滑，脉弦缓。治宜化痰清热，疏肝和胃，拟温胆汤合左金丸治之。处方：盐陈皮4.5克，清半夏6克，结茯苓10克，竹茹绒10克，吴茱萸2克，川黄连5克，川楝子10克，绿枳壳6克，怀山药15克，毛柴胡6克。水煎服，3剂。

11月22日二诊：服上药后，胃痛，泛酸均减轻。舌淡红苔薄白，脉弦缓。仍守前法。处方：盐陈皮4.5克，清半夏6克，结茯苓10克，竹茹绒10克，吴茱萸2克，川黄连5克，元胡索10克，川楝子10克，绿枳壳6克，怀山药15

克，白蔻仁5克。再进3剂后胃痛已愈。

**按：**本例胃脘疼痛，因痰热中阻、胃失和降，复肝气犯胃，致胃脘作痛，胸闷口苦，频泛酸水、痰多。如清·高鼓峰《医家心法》所云："湿热蒸变，如酒缸太热则酸。"故治以温胆汤化痰利湿，清热和胃，加左金丸及川楝子、柴胡疏肝泄热、制酸止痛，又加怀山药以补益脾胃，标本同治，使胃痛迅速得愈。胃脘痛的病因有多种，俞老能精于四诊，明确辨证，细审病机，灵活运用温胆汤治疗而获显效，足见其临证经验之丰富。

## 其他内科病证

俞教授临床上还应用温胆汤加减，治疗因痰、湿而引起的多种疾病，如慢性气管炎、舌强不语、眩晕等，均有一定效果。

**1. 治老年慢性咳嗽，痰稠难咯**

病例：陈某，男，62岁。咳嗽多年，反复不已，近日咳嗽较剧，痰稠色淡黄，难于咯出，胸闷食减，舌苔薄黄，脉滑数。用温胆汤加紫菀、款冬、鱼腥草，以清热化痰、理气和胃，服3剂后，病得渐平。

**2. 治风痰为病，咳逆，头目眩晕**

病例：林某，女，40岁。风痰上逆，时觉头目眩晕，痰多而白，胸部不舒，咳嗽气促，舌苔白，脉弦滑，拟温胆汤去竹茹，加胆星、款冬、紫菀，治以祛风痰、降逆气。服后，气促稍舒，眩晕亦减，姑仍就前方再服2剂，病乃得平。

**3. 治风痰阻络，舌强不语者**

病例：余某，女，70余岁。风痰阻络，舌强不语，舌苔品白腻，治拟健脾祛痰，通络化浊。处方：橘红 3 克，茯苓 10 克，法半夏 6 克，粉甘草 3 克，制胆星 6 克，枳实 6 克，潞党参 6 克，竹茹 3 克，菖蒲 3 克，生姜 2 片，大枣 2 枚。水煎服，连服 3 剂后，舌强除，且语言尚流利。

**4. 治肺肾阴虚，脾湿生痰，咳逆呕恶，咽干舌燥者**

病例：叶某，男，65 岁。脾受湿困，气不化津液而反成痰，阴津不足，因而成为湿痰内盛，肺肾阴虚之证。治宜温胆汤加减，仿张景岳的金水六君煎之意。处方：陈橘红 4.5 克，清半夏 6 克，结茯苓 9 克，粉甘草 3 克，当归 6 克，熟地 15 克，生姜 3 片，水煎服。取其养阴化痰，服 3 剂后，病情大减，续进 3 剂而安。

总之，俞慎初教授把温胆汤广泛应用于临床，从既有的病案中看出，俞师临证运用用温胆汤有以下特点：

1. 温胆汤不但用于治疗痰热证，而且也应用于一般痰饮证。俞老认为，温胆汤虽具有清热化痰之效，但其方药配伍则重在祛痰湿，而清热作用较弱，故对一般痰湿证均可用本方治疗。

2. 临床上善于抓住痰热（或痰湿）的主证，凡是胸闷纳呆，痰多呕恶，口苦粘腻，舌苔腻，色白或黄，脉滑，均可视为温胆汤的适应证，尤其注重痰的症状和脉舌的特征。

3. 应用温胆汤时，常参合各种兼证进行加减，如痰热重，加黄芩、黄连等；兼气血虚者，用十味温胆汤；痰偏盛，加胆星等；兼气郁者，加柴胡、郁金。俞老又特别重视理脾治痰，常加理脾或补脾药物，旨在使脾复健运，痰湿无以生。

4. 由于甘麦大枣汤有养心安神缓急之功效，故临床运用温胆汤治疗心悸、失眠、脏躁等病证时，常与甘麦大枣汤合用，以增强安神之效。

# 百合汤的运用经验

百合汤在清·陈修园《时方歌括》卷下和《时方妙用》卷二中均有载录。该方由百合30克（一两）、乌药9克（三钱）2味组成，适用于“治心口痛，服诸热药不效者，亦属气痛”之证。据陈修园称“此方余从海坛得来，用之多验。”俞教授喜用百合汤治疗胃痛，认为方中百合微寒甘润清热，乌药辛温行气止痛，二药配合，凉温相宜，柔中有刚，润而不滞，用于治疗气滞日久化火之胃脘疼痛尤为适宜。然而气滞胃痛日久每多夹瘀，故俞教授临床上常加活血祛瘀的丹参一味，组成“加味百合汤”，其功效较原方为著，他常用此方治疗胃脘胀痛反复不已，且伴有嗳气嘈杂，纳少口干之证，每取得满意疗效。临床上如见胁胀闷较甚者，多与四逆散合方治疗；以胃痛为主者，加川楝子，元胡索，川郁金；泛酸加吴茱萸、黄连、海螵蛸；倦怠乏力、食欲不振者加太子参、怀山药、白术、谷麦芽；口干咽燥者，加石斛、玉竹等。

**例一：**江某，男，34岁。1992年6月22日诊。患者3年来经常出现胃脘部闷痛，近日胃痛又发作，饥饱均痛，且有灼热感。伴脘胁胀闷，嗳气，纳减，口干。5月8日经省立医院胃镜检查诊为“慢性浅表性胃炎”。其脉弦，舌边红苔白而干。此属气滞化火之胃脘痛，治宜理气清热、养胃止痛。处方：京丹参12克，苏百合12克，台乌药6克，毛柴胡6克，杭白芍10克，绿枳壳6克，粉甘草3克，川郁金10克，干石斛10克，明玉竹10克。怀山药12克，麦谷芽各15克。水煎服。

6月27日二诊：上方服5剂后，胃脘疼痛明显减轻，口干改善，但胃脘尚感胀闷，脉弦，舌边红苔白。仍按前方加减。处方：京丹参12克，苏百合12克，台乌药6克，毛柴胡6克，杭白芍10克，绿枳壳6克，粉甘草3克，川郁金10克，干石斛10克，明玉竹10克，麦谷芽各15克，川朴根6克，佛手干9克。患者又连续服7剂后，胃痛获愈，食量增加。

**例二：**杨某，男，58岁。1992年6月18日初诊。患者近3年经常出现胃脘部疼痛，多于劳累、受凉时，或饮酒进食生冷食物后发生，疼痛无明显规律性，剧痛时可向腰背部反射，痛时喜压喜按。近一周来胃痛又复发，胃脘部有轻度压痛，伴头晕，乏力，食欲不振，口干。大便干结，每日排便1次。诊其脉弦缓，舌淡红苔根厚。6月10日经省某医院纤维胃镜检查诊为“慢性浅表性萎缩性胃炎”。此为脾胃虚弱之胃脘痛，治以健脾益气，和胃止痛法。予百合汤加味。处方：京丹参12克，苏百合12克，台乌药6克，太子参15克，怀山药15克，结茯苓10克，炙甘草3克，制陈皮5克，元胡索10克，广木香5克（后入），缩砂仁5克（后入），水煎服，4剂。

6月22日二诊：药后胃脘疼痛减轻，但时有泛酸，胃脘部和背部自觉冰冷，口臭，肠鸣。舌淡红根部苔白，脉弦细。仍按前法。处方：京丹参12克，苏百合12克，台乌药6克，太子参15克，绵黄芪15克，漂白术6克，软防风6克，广木香5克（后入），缩砂仁5克（后入），海螵蛸10

克，炙甘草3克，水煎服，4剂。

6月26日三诊：服上药后胃脘痛和泛酸均有减轻。肠鸣，胀气，脉弦缓，舌淡红苔白。处方：京丹参12克，苏百合12克，台乌药6克，太子参15克，漂白术6克，杭白芍10克，制陈皮5克，软防风6克，制香附6克，广木香5克（后入），缩砂仁5克（后入），炙甘草3克，水煎服。患者又续服4剂后，胃脘痛已愈，肠鸣、胀气均有改善。

**按：**气郁气滞的胃脘痛，临床常分为偏寒、偏热两种。如属于偏寒者，或一般的气痛，多选用辛温行气之方；如偏热者，属于气滞日久化火所致的胃脘痛，则不宜选用香燥行气之方药，而当配以凉润行气之品，"加味百合汤"即符合此义，该方有清热、行气、止痛的功效。

## 消瘰丸的运用经验

消瘰丸原出自清代程钟龄《医学心悟》卷四方，又名消疬丸，是俞教授临床治瘿的常用方剂。该方原载的药物组成是"玄参、煅牡蛎、贝母各四两。为末，炼蜜为丸，每服三钱，日二次。"消瘰丸有清热化痰、软坚散结的功能，临床多用于治疗瘰疬，痰核，症见咽干、舌红、脉弦滑者。陈修园的《时方妙用》卷三曾载录消瘰丸，并记述用此方"治愈者不可胜计"，称"此方奇效"。

消瘰丸中以贝母（常用浙贝母）清痰散结，牡蛎软坚散结，玄参滋阴降火，三药均能散结消肿，清化热痰。然而俞教授尚感原方药味较少，药力不足，为了增强其软坚散结作用，俞师在原方基础上加夏枯草 15 克，黄药子 12 克，海蛤壳 12 克，山慈菇 6 克，自拟成“散结消瘿汤”。增入的夏枯草，善于散结消肿，《本草从新》记载“治瘰疬、鼠瘘、瘿瘤、癥坚、乳痈、乳岩”等；山慈菇也长于化痰散结消肿，《本草拾遗》记述该药治“瘰疬结核”；海蛤壳性味咸平，有清热、利水、化痰、软坚之功效，也是临床治疗“瘿瘤、积聚”的常用药。此 3 药增入原方，增强原方的治疗作用。所以俞师的“散结消瘿汤”，临床用于治疗肝郁痰结的气瘿证，疗效颇佳。随症加减：若兼胸胁胀闷，心烦性急者，加柴胡、白芍、枳壳、香附、郁金；心悸失眠者加酸枣仁、远志肉、夜交藤、合欢皮；汗多加北荞麦、五味子、麻黄根等。

**案例**：秦某，女，19 岁。1992 年 7 月 20 日初诊。患者平素性情急躁，遇事善怒。近 3 个月来右侧甲状腺逐渐增大，且伴胸闷不舒，心悸汗出，口干喜饮。咽喉不适，似有物梗塞。5 月 15 日曾在省某医院作甲状腺抑制试验：3 小时 7%，24 小时 17%，结论：甲状腺抑制正常。又经省某医院作吸 $^{131}$I 率提示：“高于正常”。7 月省某医院同位素扫描报告：“甲状腺位置形态正常，右叶腺体肿大。”甲状腺吸 $^{131}$I：“3 小时 15%；24 小时 57%。结论：吸 $^{131}$I 正常。甲状腺右侧肿大。”诊其脉弦细略数，舌淡红苔薄白。此为气滞痰结之气瘿，治从理气化痰、软坚散结入手。处方：黑元参 15 克，浙贝母 10 克，左牡蛎 30 克（先煎），山慈菇 6 克，海蛤壳 12 克，黄药子 15 克，毛柴胡 6 克，赤白芍各 10 克，绿枳壳 6 克，粉甘草 3 克，北荞麦 15 克。7 剂，水煎服。并配以野苋菜 60 克，合瘦肉适量炖服，隔日 1 剂。

7 月 27 日二诊：药后症状改变不明显，咽间似有物梗塞，性急心烦，汗多，纳食尚可。脉弦细数，舌质淡红苔薄白。仍按前方加减。处方：黑元参15克，浙贝母12克，左牡蛎30克（先煎），山慈菇6克，海蛤壳12克，黄药子15克，紫苏叶6克，清半夏6克，川朴根6克，小春花10克粉，甘草3克。水煎服，5剂。

8月2日三诊：服上药后，咽间梗塞感已有改善，右侧甲状腺肿已见缩小。食欲不振，口略干。脉弦细，舌淡红苔白。按前方加减。处方：紫苏叶6克，川朴根6克，清半夏6克，黑元参15克，浙贝母12克，左牡蛎30克（先煎），山慈菇6克，海蛤壳12克，黄药子15克，苏百合15克，小春花6克，麦谷芽各15克，粉甘草3克。水煎服，5剂。

8月7日四诊：服药后咽喉梗塞感已愈，其余症状均有改善。处方：黑元参15克，浙贝母12克，左牡蛎30克（先煎），山慈菇6克，海蛤壳12克，黄药子15克，小春花6克，苏百合15克，苦桔梗10克，昆布10克。水煎服。

患者又服7剂后，右侧甲状腺肿明显缩小，胸闷心悸，汗多等症也基本消失。

**按**：甲状腺肿大多属于中医的“瘿”，其病多由平素情志失调，七情所伤，使肝失疏泄，气机郁滞，日久气郁化火，煎津成痰，痰阻经络，结于项下，而形成瘿病。本例患者胸闷不舒，遇事善怒，性情急躁，咽间似物梗塞，均为肝郁气滞之象，故俞教授运用疏肝理气、散结消肿的“散结消瘿汤”治疗，而获得较好的疗效。

# 正元丹的运用经验

正元丹出自虞天益的《制药秘旨》，该方有人参、黄芪、山药、白术、茯苓、甘草等药。据书中记载，方中6药须分别与6种温热药物煎煮炮制："人参三两，用川附子一两五钱煮汁收入，去附子。黄芪一两五钱，用川芎一两，酒煮收入，去川芎。山药一两，用干姜三钱，煎汁收入，去干姜。白术二两，用陈皮五钱，煮汁收入，去陈皮。茯苓二两，用肉桂六钱，酒煮汁收入，去肉桂。甘草一两五钱，用乌药一两，煮汁收入，去乌药。上六味，除茯苓用文武火缓缓培干，勿炒伤药性，为末。每服三钱，水一盏，姜三片，红枣一枚，煎数沸，入盐一捻，和滓调服。"如此复杂的加工炮制，旨在使该方既有温补脾肾功能，又无燥烈耗气之弊。清代陈修园称该方"无形生化有形，允为温补少火之驯剂，而无食气之虞。"陈修园用此方"治命门火衰，不能生土，吐利厥冷；有时阴火上冲，则头面赤热，眩晕恶心；浊气逆满，则胸胁刺痛，脐肚胀急"(《时方歌括》卷上）等证。

俞教授认为，正元丹应用于临床可作汤剂，然而其方中的药物炮制过于繁琐，况且目前市面药业炮制条件所限，原方药物未能如法加工，很难达到"温补少火之驯剂"的目的。由于正元丹的药物组成是以补脾益气的四君子汤和补气固表的黄芪，补益脾肾、益气养阴的怀山药为主要药物，该方的健脾补气作用优于四君子汤。所以俞教授临床上常以正元丹为基本方随证加减，广泛应用于脾胃气虚证的治疗。随症加减：如脾虚纳减，脘痞欲呕加清半夏、盐陈皮、麦谷芽、鸡内金等；气虚下陷，内脏下垂者加柴胡、升麻、枳壳；汗出恶风者加防风、牡蛎、北荞麦；脾虚夹湿，腹泻便溏者加莲子肉、扁豆、薏苡仁、芡实等。俞师也常用正元丹治疗妇人因中气虚弱，脾失健运而致的月经不调，崩漏带下证。

**案例：**王某，女，23岁，工厂工人。1992年9月17日诊。患者素体虚弱，近所来月经不调，时常2~3个月来潮1次，月经量少，经色暗红。最近2个月又未来潮。患者头晕倦怠，纳食欠佳，四肢乏力。舌淡红苔薄白，脉弦细。证因脾胃虚弱，化源不足，血海不充所致。治宜健脾益气，补血调经。处方：太子参15克，绵黄芪15克，结茯苓10克，怀山药15克，漂白术6克，毛柴胡6克，当归身6克，杭白芍10克，川芎5克，熟地黄15克，盐陈皮5克，炙甘草3克。上方服5剂。

9月22日二诊：服药后精神好转，头晕改善，胃纳增加，仍按前方加减。处方：潞党参15克，绵黄芪15克，结茯苓10克，怀山药15克，漂白术6克，当归身6克，杭白芍10克，川芎5克，熟地黄15克，盐陈皮5克，益母草15克，炙甘草3克。又续服4剂后，月经来潮。俞教授嘱其下月来经前4~5天，仍服前方5剂，以巩固疗效。

**按：**此例属于脾胃虚弱，化源不足，血海不充的月经不调证，俞教授运用健脾益气、气血双补法，用正元丹配合四物汤加减治疗取效，体现俞师善于运用前贤名方的丰富经验。

# 临床用药经验

俞慎初教授在长期的临床医疗中积累了丰富的用药经验，他对药物深有研究，精通药物性能和功效及配伍特点，遣方用药严谨认真，灵活中有法度，稳妥之下寓有变化。俞师常指出，医生临证既要掌握病情，又要熟炼运用药物，才能除病神速，获效显著。古人云“用药如用兵”，只有认真辨证用药，且了解药物性能并灵活运用它，方可药证合拍，药到病除。以下介绍俞师的部分临床用药经验：

## 药量轻重相宜

俞教授临床用药灵活，药味轻重适宜。他善于根据疾病的性质和病情的缓急，掌握药物用量变化，临床用药每有轻剂和重剂之别。凡治疗病邪在表、病位在外、在上者，尤以“轻清”见长，用药既选“轻清宣透”之品，又取“剂小药物”。处方中的药味一般在8~10种之间，用量也偏轻，如治外感表证，每用辛散轻宣的荆芥、薄荷、防风、桑叶、菊花、银花、连翘、竹叶等，药量大多仅用6克。俞师治外感头痛所用的“加减川芎茶调散”（川芎6克，羌活6克，薄荷5克，白芷6克，荆芥5克，防风6克，细辛3克，蔓荆子6克，甘草3克），用药轻巧，以轻清取胜。治咳嗽的加减止嗽散中的荆芥、百部、陈皮、杏仁、浙贝、款冬花等药用量也多在5~6克左右，旨在轻宣肺经之邪。然而俞师治疗慢性顽疾，或病情重、病势急之证，则每用重剂，认为非重剂难以奏效，尤其是方中的主药，用量重才能直达病所，挫其病势。例如俞老治一例暴喘重证患者，曾用来复汤（山茱萸60克，生龙牡各30克，白芍18克，党参15克，炙草6克），并配以山茱萸60克单味浓煎服。山茱萸有补肾敛气固脱的作用，用量重而疗效佳。又如治脾虚水肿的加减五皮饮（黄芪30克，带皮苓30克，赤小豆15克，桑白皮15克，地骨皮12克，陈皮5克，地胆草30克，五加皮12克，泽泻12克，车前子12克），重用方中主药，临床每获良效。治疗中风偏瘫的补阳还五汤中黄芪的用量，多在30克以上。案例：林某，男，58岁。1991年3月22日诊。患者左侧偏瘫，经医院治疗后尚未恢复。伴耳鸣头晕，身倦口干，左侧肢体活动不灵。舌淡苔白，脉细，治宜益气活血通络法。处方：绵黄芪30克，白桃仁6克，川红花6克，赤芍药10克，干地黄12克，当归尾5克，川芎5克，三七粉5克（分冲），地龙干15克，全蝎梢6克，白僵蚕6克，白附子6克，粉甘草3克。经服20余剂后，症状有改善，偏瘫的肢体有明显恢复。

俞师应用矿物和贝壳类药物，同样以重剂量取效。例如近2年来俞师曾用石膏30~60克，配以四妙散，治疗数例湿热痹证，疗效甚佳。去年治一例眩晕伴两耳胀痛的肝阳上亢的病患，用石决明、牡蛎、珍珠母、磁石各30克，并配合钩藤、天麻、甘菊花、生地黄、元参、麦冬等平肝养阴息风的药物治疗，取得较好的疗效。又曾用鳖甲30克，牡蛎30克，鸡内金10克配合养阴软坚、理气化瘀之品，治疗数例肝脾肿大患者。案例：王某，男，46岁。1992年8月20日诊。旧有慢性肝炎病史，近几个月来自觉两胁下胀闷不适。经省某医院B超探测为肝硬化、脾肿大（中度）。脉弦数，舌淡红苔微黄。处方：生鳖甲30克（先煎），左牡蛎30克

（先煎），鸡内金10克，绵茵陈15克，玉米须15克，夏枯草15克，生地黄15克，黑元参12克，川郁金10克，赤白芍各10克，京丹参12克。患者复诊几次，俞师以此方为基础加减治疗。又如治疗瘿瘤，俞师常用牡蛎30克，海蛤壳30克配合理气散结药物；治耳鸣，常以磁石30克配方；治咳喘、呃逆证时，处方中的代赭石也常用24至30克。根据病情酌量用药，或轻或重，灵活施治，是俞师临床用药的特点之一。

## 注重对药运用

俞师在临床中重视药物组对应用，认为两种药物互相配伍组成“对药”，不但能协同作用，相得益彰，而且把“对药”配入主方中使用，能提高主方的疗效。俞师应用的对药，常以寒温并用、升降配伍，或作用相似的药物组对，以增强单味药效。俞师临床常用的对药，如：

1. 威灵仙和豨莶草：两药均有祛风湿、通经络之功效，但威灵仙辛温，止痛作用较强；豨莶草苦寒，以祛风除湿为着。两药配合，一温一寒，协同作用，不但祛风湿止痹痛作用增强，而且寒温适中，故俞师多用于治风湿痹痛证。

2. 赤芍和白芍：赤芍清热凉血、散瘀止痛；白芍养血敛阴、柔肝缓急。两药配合，一散一敛，补泻并施，能达凉血养血、散瘀止痛之目的，治痹痛日久，体虚夹瘀者尤为适合。

3. 藿香和佩兰：两药均为芳香药物，既能表散暑邪，又善宣化湿浊。二药伍用，其芳香化浊、清热解暑、醒脾和胃的功效益彰。俞师常用以治疗夏日感受暑湿而致的发热头重、胸脘满闷、恶心欲呕、纳呆，或腹泻之证。

4. 川芎和白芷：川芎有祛风止痛之功，其性升散，善行头目，为治头痛要药；白芷芳香上达，祛风止痛，以治阳明经头痛、眉棱骨痛为见长。两药配合，能增强祛风止头痛的作用，俞师常把川芎、白芷配合治疗外感风寒头痛。

5. 辛夷花和苍耳子：辛夷花芳香走窜，善通鼻窍，为治鼻渊良药；苍耳子亦属疏风祛湿通窍之品。俞师常两药合用，以增强疏风通窍作用，是临床治疗急，慢性鼻炎常用的对药。

6. 夜交藤和合欢皮：两药均入心、肝经，同具养心、安神、解郁之功效，二药相伍，功效益彰。故临床对兼有虚烦失眠者，俞师每在治方中加入夜交藤、合欢皮，疗效颇好。

7. 杏仁和浙贝：杏仁苦泄降气，止咳平喘；浙贝母清热散结，化痰止咳。两药相伍，一降一散，善于清泄肺中痰热。俞师常用以治疗痰热郁肺之咳嗽证。

8. 羌活和独活：羌活能祛风湿，善治上半身疼痛；独活治风湿痹痛，尤以下部痹证为宜。两药配合，一上一下，各司其长，用以疏调太阳经气，治风寒湿痹周身疼痛，项背拘急，效果甚佳。故俞师常二药相伍应用于临床。

俞师在临床上还常用半夏和陈皮相伍，治痰饮咳嗽；五灵脂和蒲黄相伍，治血瘀痛经；双钩藤和鸡肣花相伍，治肝热头晕；枇杷叶和马兜铃配合治肺热咳嗽；瓜蒌和薤白配合治胸痹；元胡和川楝子相伍治脘腹疼痛等。俞师运用对药经验丰富，组对的药物有多种，他每能在辨证遣方用药时，根据病情灵活选用。

## 善用动物药品

动物药属血肉有情之品或行通走窜之物，其治疗作用常是植物药或矿物药所不能代替的。俞师在数十年的临床医疗中对动物药深有研究，善于利用各类动物药所具有的特殊功效。在多种疑难杂症和急性病的治疗中，配合应用动物药而获满意疗效。兹举俞师运用动物药经验数种：

1. 俞教授运用的动物药中，以地龙运用最多，认为地龙具有清热平肝、息风止痉、通络除痹、止喘利尿及降压的多种作用，可广泛应用于临床。如对百日咳、小儿高热惊厥、支气管哮喘，都有一定疗效。此外，对高血压、中风半身不遂、风湿性关节炎，以及治疗丹毒、湿疹、烫火伤、下肢溃疡、跌打骨折等诸类疾病，配合地龙治疗，临床疗效甚好。例如，俞师曾治一患孩，4岁，每次高热达39℃以上必发生惊厥抽搐，近因外感时邪，发热数天，昨起发热在40℃左右，始则烦躁不宁，口渴，继则发作抽搐。俞师察其汗出不畅，露睛、搐搦、舌苔薄白质绛，脉象弦数，指纹赤紫。此为高热邪窜肝经，治以平肝息风，柔润舒筋之法，药用地龙干18克，配石决明、冬桑叶、白菊花、生地黄、川贝母、天竹黄、白僵蚕、双钩藤、茯神、麦门冬、白芍等药物治疗，仅服3剂即愈。

2. 俞师临床喜用鸡内金，对鸡内金的化坚消石和固涩止遗功效十分赏识，他多倡《别录》所载鸡内金“主……遗溺”和张锡纯的“善化有形瘀积”之说，常用鸡内金配合清热利湿药物治疗胆囊结石和泌尿道结石症；又用鸡内金与温肾缩尿的缩泉饮配合，用于治疗遗尿症，临床均取得满意疗效。例如俞教授曾治一男青年，素有遗尿之症，每月7至8次，近因工作紧张，夜遗倍增，遗尿时即醒，醒后则伴有心悸、腰酸，脉软，舌淡。诊为心肾不足之证，处以内金缩泉饮加味：鸡内金6克，益智仁5克，台乌药6克，怀山药

12克，炙甘草3克，覆盆子10克。服5剂后，夜遗次数减少，再服10剂，遂不复遗。俞师临床上曾用内金缩泉饮加减，治愈多例遗尿病患。

3. 治疗经久不愈的皮肤搔痒症，俞常选用祛风止痒通络的蝉蜕、僵蚕、白花蛇之类，配合白鲜皮、地肤子、徐长卿、苦参片、白蒺藜等药治疗而获效。

4. 治疗中风、口眼㖞斜，或肢体震颤、麻痹之证，常用全蝎梢、蜈蚣、僵蚕、蝉蜕、地龙配合化痰通络、活血祛瘀的白附子、赤芍、丹参、当归尾、红花、桃仁、川芎等治疗。治面瘫还配合用鳝鱼血涂患处。

5. 治顽固性痹证，关节僵硬变形，屈伸不利，疼痛日久者，俞师常运用虫类药物通络法，每在辨证施治基础上，加入地龙、蜈蚣、全蝎、僵蚕、白花蛇或乌梢蛇等，用虫类药入络搜风逐邪、通络止痛。

6. 鹿角霜有补肾助阳、温通督脉之功。俞师每用本品配合桂枝、附子、羌活、独活、寄生、续断、杜仲等温经通阳、蠲痹止痛、补肾强筋的药物，治疗腰背冷痛，四肢乏力之证，近年来曾治疗数例，疗效颇佳。

## 重视药物归经

俞教授在临床用药时也重视药物的归经作用，认为有些药物对某经和某些脏腑的确有明显的疗效，在临床选方用药时，如能结合药物的归经，则可以更好地发挥其治疗作用，如清代徐大椿所云："归经络而无泛用之药，此谓向导之师。"俞师临证常常是辨证用药与归经药物选用有机结合，而获得满意的治疗效果。例如治头痛证，太阳经头痛多加羌活，阳明经头痛多用白芷，厥阴头痛多用藁本、川芎，少阳经头痛多用柴胡。又如在治疗风寒湿痹中根据疼痛部位的不同而用药：项背痛加羌活、葛根；腰脊痛加狗脊、寄生、续断、杜仲；手臂痛加桂枝、桑枝；下肢酸痛加牛膝、木瓜等，效果很好。例如运用清热药时，常根据其归经的不同而选用：用石膏、黄芩清肺热；龙胆草泻肝火；黄连、石膏清胃火；黄连、木通、竹叶清心火；知母、黄柏泻肾火；山栀泻三焦之火等，每能在辨证选方时酌情配用，以助其功。

俞师常指出，同种性味的药物由于归经不同，其作用亦异，例如性味辛温的药物就具有解表、行气、活血、开窍、温里的多种功能，如紫苏归肺经、能发散风寒，可治风寒感冒、咳嗽胸闷；细辛归肺肾经，其性走窜，有较好的祛风散寒，温肺化饮，止痛通窍作用，常用外感风寒和头痛牙痛、痹痛的治疗；木香归脾胃经，功能行气止痛，用于治脘腹胀痛；台乌药入肺脾肾经，辛开温散，善于疏通气机，能顺气畅中、散寒止痛，常用于寒邪气滞所致的脘腹胀痛、寒疝腹痛和肾阳不足所致的小便频数；青皮归肝经，能疏肝破气，多用于胁肋或乳房胀痛的治疗；川芎归肝经，有活血行气之力，常用于血瘀气滞多种病证的治疗等等，说明了尽管以上均为辛温的药物，由于归经不同，因而各自的功能、主治均有差别。所以俞师认为临床用药应熟悉药物归经，了解药物对不同脏腑、经络的选择作用，治疗才能有的放矢，力专用宏，疗效显著。

## 配合草药单方

民间的草药验方，是祖国医学的一个组成部分，在临床应用往往能获特殊的疗效。俞慎初临证用药，不仅严循绳墨，有理有法，灵活化裁前贤名方，同时对民间草药单方亦常引以为用。他常说，使用单方单药可以弥补主方的不足，与主方配合，常能收到较好的治疗作用，所以俞师临床上重视运用民间草药验方，常在辨证施治的前提下，于主方中加一二味草药，或另有草药验方配服，每取良效。

**例如：**小儿因肝热而致夜寐欠安、吵闹不宁，俞师每用具有清热平肝作用的草药小春花（即阴地蕨）配合地龙干、双钩藤等与冰糖炖服治疗，获效甚佳。治风火头痛，常用石橄榄（又名石仙桃）30克，鸡蛋（或鸭蛋）一个（针刺几十孔）同炖，蛋汤均服，效果很好。石仙桃有敛阴降火、平肝息风之功效，是临床治头痛、神经衰弱常配用之草药。俞老曾治一例头痛5年的患者，经服石橄榄3次后头痛即止。又如治气瘿，俞教授多用野苋菜每次60克（鲜）与瘦肉同炖，配合消瘰丸治疗，近2年来曾用此法治疗10余例气瘿病患，症状均有不同程度的改善。草药七叶莲根有活血散瘀、祛风活络之功，鸡屎藤善于理气祛瘀，土金针头活血通络，三药配合其祛瘀通络除痹作用显著，俞师常用七叶莲根40克，土金针头、鸡屎藤各30克同瘦肉炖服，配合主方治疗反复发作的风寒湿痹痛，效果很好。又常用紫茉莉根（白胭脂头）30~60克同冰糖炖服，治赤白带下。治疗咽喉肿痛，俞师每用清热解毒的草药鱼腥草、车前草、鬼针草及中药甘草，加上宣肺利咽的桔梗，组成经验方“利咽桔梗汤”多年来应用于临床疗效显著。如治泌尿道结石症，常用清热利水通淋的金钱草、猫须草各30克煎汤代茶饮，配合主方治疗，获效甚佳。如治中耳炎，常用鲜虎耳草一握，捣烂绞汁滴入患处，每天1~2次。治疗二三天后多能取效。

俞慎初教授临证数十年，用药经验颇为丰富，其遣方用药，灵活巧妙，得心应手，用药犹如用兵。本方仅摄其数端，以示一斑。

## 猪胆汁的应用经验

猪胆汁为猪胆内贮存之清汁，古人多用之入药，近人少用之。俞慎初教授曾以猪胆汁为主药治疗多例乳腺癌患者，取得较好的治疗效果。现总结如下：

俞教授认为，猪胆汁性味苦寒，具有清肝利胆、泻热解毒、润燥的良好功效。古代的药物著作，如《名医别录》《本草拾遗》《本草图经》《汤液本草》《本草纲目》等早有记载。将猪胆汁应用于临床，首见于东汉名医张仲景的《伤寒论》，仲景以猪胆汁和醋少许，“灌谷道内”，作为外导通便法；又有白通加猪胆汁汤治少阴病、下利脉微者。其后《千金方》中用猪胆汁合鸡子黄、苦酒，治伤寒发斑；《外台秘要》以猪胆汁调黄柏末外涂治汤火伤疮；《本草拾遗》用之外敷治小儿头疮；《本草图经》称之“主骨热劳极、伤寒及渴疾、小儿五疳、杀虫”；《普济方》用其治疗疔疮恶肿等。明以前的医书中对猪胆汁的记载颇多，古代医家喜用猪胆汁，“取其寒能胜热，滑能润燥，苦能入心，又能去肝胆之火”（《本草纲目·卷九》），已广泛应用于热病里热燥渴、便秘、黄疸、目赤、痢疾、痈肿疔疮等证的治疗。俞慎初教授在吸取古人经验的基础上，根据猪胆汁既善清热解毒，又能清肝利胆的双重作用，扩充了前贤用方之意，将猪胆汁应用于乳腺癌的治疗，在临床中取得显著的疗效。

俞师指出，乳腺癌（古之乳岩）发病与情志不畅、脾失健运的关系密切，古人有“乳房属足阳明胃经，乳头属足厥阴肝经”之说。如平素情志不畅，肝郁气滞，郁久易于化火；又因忧思伤脾，脾虚生痰，痰浊与热毒互结，阻塞乳络而发生本病。如《医宗金鉴·外科心法要诀》所云：“乳岩初结核隐疼，肝脾两损气郁凝”。俞师根据多年的临证经验，认为乳岩常以肝郁化火和热毒蕴结为主要病理变化，而猪胆汁不仅善于解毒，且能清肝，故用于乳岩的治疗，能奏桴鼓之效。其方法是用鲜猪胆一个，经消毒后取汁，泡适量白糖饮服，每天 1 个。同时以半枝莲 30 克，白花蛇舌草 30 克，七叶一枝花 30 克，黄药子 15 克，干瓜蒌 30 克，煎汤代茶饮，每日 1 剂。如肝郁气滞症状明显者，方中常加柴胡、郁金、香附；脾胃虚弱者加太子参、淮山、白术。上方以 3 个月为一疗程，一般服 2~3 个疗程后见效。几年来，俞师曾用此法治疗过 5 例经医院检查诊断为乳腺癌的患者，均获得满意疗效。治疗后不但病情得以控制，未见恶化，而且肿块都有不同程度缩小，症状明显改善，全身情况好转，体重增加，患者均已存活 3 年以上。兹举验案二例：

**例一**：倪某，女，30余岁，福清城关市管会职工。1974年初夏诊。患者右侧乳房初起作胀，核结如豆，不痛不痒。半年后渐大如鸡卵，经省、县及上海肿瘤医院确诊为“乳腺癌”，并行三次手术切除。又经病理切片检查，提示癌细胞已经扩散。因其体质虚弱，难以再进行手术治疗，医院嘱其转中医治疗。是年初夏前来求治。患者面色晦滞，形体消瘦，精神倦怠。察其舌质绛少苔，脉弦涩，此乃热毒伤津之象，治宜清肝泄热，解毒润燥。处方：以鲜猪胆 1 个取汁（约 20 克），泡白沙糖，每日 1 服，并以白花蛇舌草 30 克，七叶一枝花 30 克，半枝莲 30 克，黄药子 15 克，瓜蒌实 30

克，煎汤代茶饮，每日1剂。

二诊：上方服1个月后，患者面色转佳，病情稳定，纳食如常。仍嘱其按原方续服。

三诊（1974年10月）：患者面色泛红，精神尚好，步履如常。舌淡红苔薄白，脉弦细。仍以前方服用。至翌年初，又作病理切片检查，未发现有癌细胞。病者及其亲属皆欢喜万分。为巩固疗效，嘱其单以猪胆汁泡白沙糖续服100天，尔后停药。患者前后计服150多个猪胆，迄今已有多年，其病情得以控制，未见恶化。

**例二**：黄某，女，40余岁，莆田市邮电职工。1989年诊。患者左侧乳房结核隐痛，经当地医院和省某某医院检查确诊为“乳腺癌”，由友人介绍前来诊治。患者左侧乳房结块如卵大，质地坚硬，不易推移。伴精神忧郁，胸闷不适。舌淡红苔薄白，脉弦缓。治宜清肝、泄热、解毒法，拟用鲜猪胆一个取汁泡白沙糖饮服，每天1次。并服中草药方：白花蛇舌草30克，七叶一枝花30克，半枝莲30克，黄药子15克，干瓜蒌30克，煎汤代茶饮。每日1剂。嘱其长期服用，3个月为一疗程。患者先后服用猪胆100余个。3个月后复查，乳房结块消失。至今已多年未见再发。

俞临床上还应用猪胆汁调大黄末，敷治疔疮疖肿，亦取得显著的疗效。

以猪胆汁为主治疗乳腺癌是俞慎初教授宝贵的治疗经验。从俞师近几年来治疗乳腺癌的验案中看出，以猪胆汁为主药配合中草药的治法，对乳腺癌确实有近期缓解和抑制癌细胞、改善症状、延长生命的作用。猪胆资源丰富，胆汁易取价廉，亦未发现有毒副反应，其治疗作用值得重视。根据现代药理实验研究：“猪胆汁主要成分为胆汁酸类、胆色素、黏蛋白、脂类及无机物等”，“猪胆汁能溶解脂肪酸”、“对白喉杆菌有一定的抑菌能力”（《中药大辞典》下册，上海人民出版社，1977：2194），“降转氨酶治肝炎效果好”（张能荣·各种动物胆汁药用的研究·浙江中医杂志，1985（9）：428），又如猪胆汁制剂“用于妇产科各种手术及炎症感染，……代替抗菌素”（《中药大辞典》下册·上海人民出版社，1977：2196）等。猪胆汁的镇咳、消炎、抑菌作用已被医界所肯定，然而医学文献中尚未发现以猪胆汁用于乳腺癌治疗的报导。为了发掘祖国医学遗产，开辟中医药治癌的新途径，对猪胆汁配合中草药治疗乳腺癌的作用原理值得进一步研究和探索。

# 经验方介绍

俞慎初教授在长期的临床医疗实践中，不仅善于运用古代名方，而且创制了许多行之有效的经验方，以下介绍俞教授临床常用的部分经验方：

## 止咳定喘汤

组成：蜜麻黄6克，杏仁5克，炙甘草3克，紫苏子10克，白芥子6克，葶苈子6克，蜜款冬6克，蜜橘红5克，茯苓10克，清半夏6克。

功效：宣肺平喘，止咳祛痰。

主治：风寒咳喘证。对急慢性支气管炎，支气管哮喘或轻度肺气肿等有较好的疗效。

临床运用：如兼见恶寒发热、鼻塞流涕者，加荆芥、防风、紫苏子；如咳喘痰白清稀者加干姜、细辛；痰黏稠、咯吐不爽者加桑白皮、浙贝母，胸闷不舒者加瓜蒌、郁金；痰黄，咳喘者加鱼腥草、黄芩、前胡等。

### 朴杏二陈汤

组成：厚朴 5 克，杏仁 5 克，蜜橘红 5 克，茯苓 10 克，半夏 6 克，炙甘草 3 克。

功效：燥湿化痰，止咳下气。

主治：咳嗽气急，痰白清稀，口不渴，苔薄白，脉滑。

临床运用：痰黏稠，咯吐不利者加海浮石；如兼鼻塞流涕者加荆芥、薄荷、辛夷花；痰黄者加鱼腥草。

### 利胆五金汤

组成：金钱草 30 克，海金沙 15 克，鸡内金 10 克，金铃子 10 克，川郁金 10 克，玉米须 15 克。

功效：清热利湿，化结排石。

主治：肝胆结石，尿路结石，胆囊炎症。

临床运用：兼见寒热或黄疸加柴胡、黄芩、绵茵陈；伴脘胁胀闷，嗳气加枳壳、川朴根；尿路结石加石韦、猫须草、车前草；胆区疼痛较甚者加元胡索、杭白芍等。

### 蠲痹四藤汤

组成：海风藤 12 克，络石藤 12 克，忍冬藤 12 克，鸡血藤 15 克，威灵仙 12 克，豨莶草 15 克，冬桑枝 12 克，木防已 12 克，川牛膝 10 克。

功效：祛风除湿，舒筋活络。

主治：风湿湿痹，肢体关节痠痛。

临床运用：风邪偏胜者加防风、秦艽、羌活、桂枝；寒邪偏胜者加川草乌、附子；湿邪偏胜者加羌活、薏苡仁、蚕砂；痛在上肢加羌活、防风、桂枝；痛在腰以下者加独活、寄生、续断、木瓜。

## 加味苍耳散

组成：辛夷花 6 克，苍耳子 6 克，北细辛 3 克，薄荷叶 6 克，香白芷 6 克。

功效：疏风散寒，通利鼻窍。

主治：急慢性鼻炎，症见鼻塞、流涕者。

临床运用：兼见前额头痛或眉棱骨处疼痛者加川芎、甘菊花、蔓荆子；兼风寒表症、恶寒发热者加荆芥、防风、羌活；流涕黄浊者加银花、甘菊花、桑叶；流涕腥臭者加龙胆草、蒲公英、条黄芩等。

## 理气止嗽散

组成：荆芥 6 克，杏仁 6 克，百部 6 克，浙贝母 10 克，陈皮 6 克，紫菀 6 克，款冬 6 克，甘草 3 克。

功效：理气化痰，疏风止咳。

临床运用：如咳嗽气喘痰多，与三子养亲汤合方（莱菔子易葶苈子）加蜜麻黄；肺热咳嗽者加枇杷叶、蜜兜铃、黄芩；风热咳嗽者，与桑菊饮合方；痰白量多者加半夏、莱菔子。

## 胸痹通络汤

组成：丹参 12 克，桃仁 6 克，赤白芍各 12 克，川芎 5

克，当归6克，瓜蒌15克，薤白6克，半夏6克。

功效：活血化瘀，通络宣痹。

主治：胸痛彻背，胸闷气短，心悸，舌紫暗，脉沉涩者。

临床运用：如胸痛甚者加降真香、郁金、元胡索；痰多色白者加陈皮、茯苓；若神疲倦怠，面色苍白，气短懒言者加黄芪、党参。

## 清上止痛汤

组成：川芎5克，白芷5克，羌活5克，独活5克，麦冬9克，黄芩5克，防风3克，蔓荆子9克，细辛1克，甘菊花6克，钩藤6克，葛根6克，柴胡5克，粉甘草3克。

功效：平肝祛风止痛。

主治：头痛经久不愈，多于忧思烦恼或受风感寒时发作，伴有口苦口千，心烦失眠，脉弦数。

临床运用：如兼痰浊内蕴者去麦冬加半夏、陈皮；如肝火偏盛者加夏枯草、龙胆草、山栀；久痛入络者，可酌加化瘀通络的桃仁、红花、赤芍。

## 理气和胃汤

组成：柴胡6克，白芍12克，枳壳6克，甘草3克，延胡索9克，川楝子9克，台乌药6克，砂仁3克。

功效：疏肝和胃，理气止痛。

主治：肝气郁结，横逆犯胃，症见胃脘胀痛，痛及两胁，胸闷嗳气，舌苔薄白，脉弦缓。

临床运用：如肝郁化火，胃脘灼痛，泛酸者与左金丸合方加海螵蛸；呕逆嗳气，胃失和降者加旋覆花、代赭石；伴胃阴不足，口燥咽干者加麦冬、沙参、玉竹。

## 利咽桔梗汤

组成：鱼腥草12克，车前草12克，鬼针草12克，粉甘草3克，桔梗6克。

功效：清热解毒，宣肺利咽。

主治：咽喉肿痛。用于急性咽炎或扁桃腺炎有较好疗效。

临床运用：如兼恶寒发热者加银花、连翘、荆芥、薄荷；兼口干咽燥加天花粉、麦门冬、沙参；咳嗽有痰者加杏仁、浙贝母、枇杷叶。

## 散结消瘿汤

组成：玄参15克，浙贝母10克，牡蛎30克，山慈菇6克，海蛤壳12克，黄药子12克，夏枯草15克。

功效：清热化痰，软坚散结。

主治：气瘿，瘰疬，痰核，症见咽干、舌红、脉弦滑者。

临床运用：若兼胸胁胀闷，心烦性急者，加柴胡、白芍、枳壳、香附；心悸失眠者加酸枣仁、远志、夜交藤、合欢皮；汗多加北荞麦、五味子、麻黄根等。

## 加味百合汤

组成：百合15克，丹参12克，台乌药6克。

功效：理气清热，活血止痛。

主治：气滞化火之胃脘痛，症见胃痛且胀，嗳气嘈杂，纳减，口干。

临床运用：如脘胁胀闷较甚者，与四逆散合方加川朴、佛手干；以胃痛为主者，加元胡索、川楝子、川郁金；如泛酸者加吴茱萸、黄连、海螵蛸；口干咽燥者加石斛、玉竹、麦冬；倦怠乏力者加太子参、黄芪；食欲不振者加茯苓、白术、谷麦芽、鸡内金；大便溏泻者加薏苡仁、白扁豆、怀山药。

## 新订五皮饮

组成：茯苓皮 20 克，制陈皮 6 克，五加皮 12 克，桑白皮 12 克，大腹皮 10 克，漂白术 9 克，车前子 15 克（包）。

功效：利湿消肿，理气健脾。

主治：脾虚湿盛，肢体浮肿，小便不利。

临床运用：如脘腹胀闷，嗳气者加川朴、枳壳；水肿较甚者加赤小豆、地胆草；倦怠乏力，四肢沉重酸楚者加黄芪、党参；兼寒者的加附子、干姜以温阳利水；兼热者的加木通、滑石以清热利湿。

# 年　谱

1915 年农历十月十七日　俞慎初教授出生于福建省福清市的中医世家。

1920 年　进入私塾启蒙，师从晚清秀才何若溪、廪生詹伯涵等。

1924 年 2 月 ~1930 年　先后在福清县立第一中学、县立初中、福建学院附中就学。

1930 年 2 月 ~1933 年 2 月　在上海中医专科学校学习毕业，师从上海名医秦伯未门下，系统学习中医知识。

1933 年 3 月　在福清城关裕济药店和福余药行坐堂行医。

1933 年 5 月　主编《现代医药》(月刊)。兼任上海《中医指导录》《中医世界》《医界春秋》《光华医药杂志》《中医科学》北平《文医半月刊》《国医砥柱月刊》南京《国医公报》杭州《医药卫生月刊》福州《医铎》等刊物的特约编辑和特约撰稿员。受聘为中央国医馆名誉理事。

1934年2月~1937年　任福清县中医师公会委员、编辑组长。

1937年8月　主编的《现代医药》(月刊)停刊。

1938年2月　受聘为上海中医专科学院和中华国医专科学校教授。

1938年6月　就读于上海诚明文学院，师从著名经学家蒋维乔，攻修国学文史专业。

1940年8月　受聘为上海复兴中医专科学校教授。

1940年12月　经原福建省政府依照中医条例及审查规则的规定审查合格，发给中医证书。

1941年5月　经原上海公共租界工部局中医师登记，发给合格证，证书号240。

1941年6月　毕业于上海诚明文学院。

专著《中国麻风病学》由上海复兴中医社出版，上海千顷堂书局发行。

1941年9月5日　任上海复兴中医专科学校教务主任。

1942年~1943年7月　仍担任上海复兴中医专校教务主任，并兼任上海中医专校、中华国医专校和复兴中医专校教授。

1943年9月　返回福建，任福清县大众诊疗所中医部主任。兼任福清中医补习班、针灸学习班教师，专著《中医病理要略》《中医诊断要略》由现代医药学社出版，福建省图书审查处发给证书。

1944年　兼任福清县私立文光高级职业学校(后改名文光中学)校长。

1945年　经原福建省教育厅高中国文教师检定合格，发给合格证书。

1946 年　经原考试院全国专门职业考试中医师考试及格，名列第 28 名。

1946 年 12 月　原福清县政府发给"中医师开业执照"。

1947 年 9 月　任福清县中医师公会常务理事。

1947 年 12 月　根据考试院中医师考试及格，原卫生部发给中医师证书。

1948 年 5 月　经原考试院中医师考试及格，依专门职业及技术人员考试法第十二条之规定合行发给"医师考试及格证书"。

1948 年~1949 年 12 月　任福清县中医师公会常务理事、理事长。

1950 年　任福清县中医学会主委，福清县卫生工作者协会副主委。

1951 年　由福建省人民政府卫生厅审查核准发给"中医师登记证"。

1951 年 1 月 ~1952 年 1 月　毕业于中央卫生部主办的北京中医进修学校。

1952 年 2 月 ~1952 年 9 月　任福清县中医进修班副主任、教务组长。

1952 年 9 月　调任福建中医进修学校教师。

1955 年 12 月 27 日　由省卫生厅聘为福建省中医药学术研究委员会常务委员。

1956 年 1 月 11 日　由福建省卫生厅任命为福建省中医进修学校教导主任。

专著《新编中药学讲义》由上海中医书局出版。

任省中医药学术研究会编辑部主任，筹办《福建中医药》杂志，后任该杂志主编。兼任福建省科普协会委员，中华医学会福州分会理事、福建医学院医学史和中药学兼职教师。

经福建省卫生厅检定为主任中医师。

1956年9月　加入中国农工民主党。

1958年3月~1962年1月　任《福建中医药》编辑。

1962年2月~1970年1月　在福建中医学院担任医史、医经、各家学说教学工作。

1970年2月~1976年12月　任福建医科大学中医系方药教研室教师。

1977年1月~1979年7月　在福州市台江区新风医疗站从事临床医疗工作。

1979年8月　以后任福建中医学院医史教研室教师、教研室主任、医史研究室主任。兼任福建省中医学会第二届理事会常务理事。

1979年9月　出席全国医史学术会议。被选为中华医学会医史学会第一届委员会委员。

1979年12月　受人民卫生出版社聘请，承担古医籍《脉经》、《针灸大成》校注本的审稿任务。

1980年7月　任福建省中医学会《陈修园医书》校注组组长。

1980年10月　经福建省委宣传部批准《福建中医药》杂志复刊，任首届编委会副主任委员。

1981年4月　专著《虫类药物临床应用》由福建科学技术出版社出版。

1981年8月　参加《中国医学百科全书·中医内科学》审稿会议。

1981年12月　任福建省医史学会第一届委员会主任

委员。

1982年5月　出席福建省中医文献整理研究工作会议，任省中医理论整理研究会筹备会召集人。

1982年6月　编印《福建四大名医》(内部发行)。

1982年9月　出席华东中医学院教材审定会议，并任医史组召集人。

出席中国中医研究院医史文献研究所成立大会。

出席辽宁省医史学会成立大会。

1983年　出席中国药学史学会成立大会，被选为中国药学史学会第1届委员会委员。

1983年4月　被选为福建省政协第5届委员会委员

1983年7月　经福建省教授、副教授职称评审委员会考核评定，确认医学史教授任职资格。

1983年11月　编印《福建历代医著简辑》一书(内部发行)。

1983年12月　专著《中国医学简史》由福建科学技术出版社出版。

1984年6月　《虫类药物临床应用》一书，荣获福建省高教厅科技成果四等奖。

1984年8月23日　《福建日报》刊登《中国医学简史》出版消息。

1984年10月　任首届福建省中医学会陈修园学说研究会主任委员。

1984年11月　任福建中医学院学术委员会副主任委员。

1984年11月　被选为中华医学会医史学会第2届委员会委员。

1985年1月　应中国中医研究院医史文献研究所聘，任硕士研究生毕业论文答辩会委员。

1985年1月27日《福建卫生报》刊登《发扬祖国医学，扩大对外交流——访著名医史专家俞慎初教授》报道文章。

1985年6月　任福建中医学院中国医学史硕士生导师。

1985年6月27日　因教学科研成绩显著，获福建省人事局升级奖励。

1985年9月　被福建省高教厅聘任为第一届福建高等学校教师学衔委员会中医学科评审组成员。

1985年10月　被选为全国各民主党派、工商联为四化服务双先表彰大会代表，并赴京出席大会。赴甘肃敦煌参加三北地区各家学说研讨会，作《陈修园的学术经验》学术报告。并在甘肃中医学院讲学，题为《张锡纯的临证经验》。

被评为福州市劳动模范，并荣获福建省"五一"劳动奖章获得者称号。被评为福建省优秀教师。

受聘为陕西孙思邈研究社顾问。

1985年10月4日《福建日报》刊登《悉心医史研究五十年——记福建中医学院教授俞慎初研究医史的事迹》的报道文章。

1985年12月　应安徽徽州地区卫生局邀请，出席新安医学讨论会，作《对新安二汪医学的赏析》学术报告。被聘为新安医学研究会顾问。

应中国中医研究院之邀，参加医史研究生毕业论文答辩会，任答辩会委员。

1985年12月24日《中国医学简史》荣获卫生部重大科技成果奖乙级奖。

1986年5月　光荣加入中国共产党。

1986年11月　应光明中医函授大学之聘，任光明中医函授大学福建分校名誉校长。

1987年11月　专著《中国药学史纲》由云南科学技术出版社出版。

1988年1月　《长沙方歌括》校注本由福建科学技术出版社出版。

1988年8月　主编《闽台医林人物志》一书，由福建科学技术出版社出版。应聘为福建省炎黄文化研究会理事。被国家教委、人事部、全国教育工会评为优秀教师。

《中国药学史纲》荣获福建省医药卫生科技进步一等奖。

受卫生部之聘，为《中国医学通史》编审委员会委员。

1989年5月24日　出席福建省医史学会第四次学术交流会，被选为省医史学会第二届委员会名誉主委。被英国剑桥国际传记中心、美国传记学院编入《世界名人录》和《澳大利亚及远东名人录》，并被世界名人传记协会聘为顾问。

受聘为中国中医研究院专题研究咨询专家，中国中医药研究促进会理事，苏颂学术研究会顾问。

1990年1月4日~7日　前往印度孟买，参加第3届亚洲国际传统医学会议，并与北京医大刘涛教授、台湾名医陈太羲教授等筹建亚太医药交流协会，任筹委会副主席。兼任台北中医药研究会顾问。

被授予国家级中医药专家。

1991年4月　经卫生部和省卫生厅核准，承担“继承老中医药专家学术经验”的指导老师工作。

1991年12月　《中国医学简史》和《新校注陈修园医书》均荣获首届全国优秀医史文献图书及医学工具书银奖。

《中国药学史纲》获首届全国优秀医史文献图书及医学工具书铜奖。

《中国药学史纲》获国家教委科技进步奖三等奖。

专著《中草药作物学》由厦门大学出版社出版。

《闽台医林人物志》荣获福建省首届中医药优秀科技图书奖三等奖。

因对发展教育事业作出突出贡献，受国务院表彰，并享受国务院特殊津贴。

1992年8月　主持校注并审定的《李濂医史》一书，由厦门大学出版社出版。

1992年9月　福建省教委授予“优秀教育世家”称号，并发给荣誉奖状。入编《中国民间名人录》。

1992年12月25日　被选为中国农工民主党第三届中央咨监委员会委员。

1993年2月　编入《中国高级医师咨询辞典》

1993年7月　专著《俞慎初论医集》由厦门大学出版社出版。

1993年9月　被中国作家协会编入《当代世界名人录》（中国卷）。

1993年12月　专著《保健药膳集萃》由中国国际广播出版社出版。

1994年3月16日　编校《俞介庵临证经验集》《女科纂要》（合刊本）由台湾昭人出版社出版。

1994年3月29日　任福建中医学院专家咨询委员会委员。

1994年8月　被卫生部、人事部、国家中医药管理局确定为继承老中医药专家学术经验指导老师。

1994年9月　编印《俞慎初从医执教六十周年暨八秩大寿纪念集》。

1994年11月　《俞慎初论医集》荣获福建省第二届中医药优秀科技图书奖一等奖。

1996年2月　被《世界传统医学大系》总主编委员会和世界传统医学会编入“当代世界传统医学杰出人物”。

1996年5月　《俞慎初论医集》荣获1995年度国家中医药管理局中医药基础研究奖（部级）二等奖。

1996年12月　福建省教委发给教师资格证书。

1997年2月　荣列当代世界传统医学杰出人物，并入录《世界传统医学大系·当代世界传统医学杰出人物》教科书版。

1999年12月　被聘为《世界中医妇科杂志》编委会顾问。

# 附录

## 学术思想初探

俞慎初教授数十年来精心研究岐黄医术，积累了丰富的医学经验。他溯本求源，通晓经典，探求医理，孜孜不倦，且广收博采历代名医的医学精华，能师古不泥，融会贯通，灵活运用，数十年如一日，勤奋进取，躬耕不辍，遂自成一家之言，在医林已独树一帜。兹就俞师的学术思想作初步探讨。

### 崇尚《内》《难》，师法仲景

俞师在学术上崇尚中医经典《内》《难》及仲景学说，认为经典著作是中医专业知识的基石，是祖国医学之本源。历代医书汗牛充栋，后世诸家学说繁多，然而不论那种学术流派或观点，均出自《黄帝内经》，该书为中医学奠定了理论基础。《难经》则对《内经》的中医理论作进一步阐述。仲景的《伤寒》《金匮》历来被视为临证医学之圭臬，它确立的辨证论治大法，一直指导着后世医家的临床实践。不读仲景之《伤寒》《金匮》，则临床治无法度，医无准绳。因此，俞师多次强调学医应认真钻研中医经典著作，这是学好中医的关键，只有打下扎实的中医理论基础，才能在学术上得以发展和提高。他从医以来对《内》《难》和仲景学说的钻研从无放松过。青少年时期已在反复熟读、精读全文的基础上，对重点的句段均做到背诵，并能细研精思、用心揣摩，探求内中的奥旨，加上眉批，及时记下学习心得和临床运用体会。重视对中医经典著作的学习，是俞师的一贯主张。现分述如下：

俞师多年来对《内经》的研究功力尤深，早在20世纪50年代就在《浙江中医杂志》上发表《〈黄帝内经〉的考证及其价值》一文，详细阐述了《内经》在生理、解剖、卫生、病理、诊断、治疗等方面的伟大成就，并指出了"《内经》的'阴阳五行''精气'学说是属于朴素的唯物主义哲学体系""《内经》的大部分内容与现代科学原理有许多相符之处，具有很高的历史意义和实用价值"，给《黄帝内经》以高度的评价。他在全面深入研究《内经》理论的基础上，多次强调这部"划时代医学巨著"的学术价值和对中医发展的深远影响，可见俞师对《内经》极为重视。嗣后，他又撰写了《历代治〈内经〉各家及其著作》一文，对汉以后研究《内经》的代表性医家及其著作的特点进行认真的评介，从隋代杨上善到清代张志聪、沈又彭以及日本的丹波元简等均一一述及。20世纪80年代俞师出版的医学巨作《中国医学简史》，又再次论述《内经》的历史成就和深远影响，称之为“中医理论的渊薮”“世界医学科学史上极有价值的著作”。俞师早年撰著的《内经语法研究》一书，则着重研究《内经》的语法特点，该书旁征博引，依理剖析，对《内经》中的重点难懂的文字、词义、句读和语法结构进行诠释和研究，内容丰富，分析透彻，对学医者理解《内经》的原文，掌握研究《内经》的方法，都有很大的指导意义。

俞慎初教授对仲景的《伤寒》《金匮》推崇至备。他在《中国医学简史》中就指出了仲景学说“确立了运用理法方药和辨证施治的原则”，“是我国医学史上影响最大的著作之一”，强调学习仲景学说，主要应探讨其辨证施治大法，掌握其基本法则和规律以指导临床，辨证用药要有理有法，理法方药应严谨统一。俞师对经方的研究则匠心独具，认为两书所载的260多首方剂有很高的实用价值，“是中国医学方书的鼻祖”，是“众方之宗，万方之祖”，他用经方治疗内科杂病，左右逢源，灵动活法。例如《伤寒论》中的小青龙汤是治疗外寒内饮咳喘的著名方剂，俞师常运用此方合三子养亲汤（葶苈子易莱菔子）治疗外感风寒、内停痰饮的支气管哮喘、慢性气管炎、老年性肺气肿等证的治疗。俞师又常以《伤寒论》中主治阳明湿热发黄的茵陈蒿汤加减应用于肝胆疾患的治疗，如用该方加车前草、玉米须、白毛藤治急性传染性黄疸型肝炎；去大黄加丹参、牡蛎、鳖甲、鸡内金、三棱、莪术等，治胆汁性或门脉性肝硬化合并黄疸；用本方加金钱草、海金沙、鸡内金、郁金、柴胡、川楝子等治疗胆囊炎、胆石症。又如《金匮要略》中治胸痹的瓜蒌薤白半夏汤，俞师常加丹参、桃仁、红花、川芎、赤芍等，治疗冠心病的胸闷、胸痛症。《金匮要略》的黄芪建中汤有良好的健脾补气温中作用。俞师每用以治疗因脾虚所致的体弱虚羸不足证，如慢性胃及十二指肠溃疡，消化系统功能减退以及病后体虚、倦怠乏力，形寒肢冷等，运用本方治疗，疗效甚好。俞师又常用仲景治络瘀肝着的要方旋覆花汤治疗因肝经气血郁滞所致的胸胁痞闷不舒或胀痛。该方具有行气活血、通阳散结的功效，方中原有新绛一味，俞师每以茜草代替，并加入郁金、丹参、柴胡、白芍、枳壳、元胡等药，增强原方理气活血止痛的作用，效果更著。俞师临床上又喜用经方中的白头翁汤、葛根芩连汤治疗热性泻痢，麻杏石甘汤治肺热咳喘，茵陈五苓散治湿热之小便不利，半夏厚朴汤治痰凝气滞之梅核气，甘麦大枣汤治脏躁，大承气汤治阳明腑实之热结便秘、小柴胡汤治寒热往来的少阳症，乌梅丸治疗胆道蛔虫症等，临床随症加减，均获良效。

俞慎初教授深研仲景之学，熟谙仲景辨证论治法则，运用仲景方药灵活自如、匠心独具，一方一药均适证而用，法度严谨而又善于变通。俞师常指出，仲景学说精华在于辨证和治疗，经方的独特疗效在于辨证之精确，所以学习仲景学说，应着重在于全面掌握辨证施治法则，且融会贯通，临床运用经方才能灵活自如，应手而效。

## 善于继承，融汇诸家

俞慎初教授博览群书，尤其重视学习历代医学名著，采撷各家之精华，择其优者而从之。他常告诫说，我们既要集众家之长，又要善于分析，融会贯通，灵活应用于临床，不应囿于一家之说。例如俞师治温热暑病，多推重清代温病诸家的观点和治验，善用叶天士的轻灵清淡和王士雄的清肃肺胃、宣透气机之法。对于温病初起、邪在肺卫的风热表证，每以吴鞠通《温病条辨》的“辛凉平剂银翘散”治之；如兼见咳嗽、身不甚热者，常用吴氏的“辛凉轻剂”桑菊饮加枇杷叶、马兜铃、浙贝母等。若夏日感受暑湿、邪郁少阳，症见寒热如疟者，俞师则运用清代俞根初的蒿芩清胆汤以清胆热和化湿浊；热偏重者常用清代雷丰的清营捍疟法（连翘、竹叶、扁豆衣、青蒿、木贼草、黄芩、青皮）加减，俞师对雷氏《时病论》的治暑诸法甚为赞赏。对于夏日乘凉饮冷感受寒湿，症见发热、微恶寒、心烦口渴者，每用吴鞠通的新加香薷饮加味治疗。

俞师临床调治脾胃，一方面善取李东垣的“升发脾阳”之法，用李氏的补中益气汤治疗脾胃虚弱、中气不足而引起的少气懒言，四肢乏力或内脏下垂的气虚下陷证；一方面又重视叶天士的“脾喜刚燥、胃喜柔润”观点，善以养胃阴法冶疗因阳盛之体、燥热内盛或病后损伤胃阴而致的胃脘闷痛、纳差烦渴、不寐便干等证，临床多选用玉竹、石斛、沙参、麦冬、天花粉、扁豆、怀山药等品，这些药物甘凉结合，润而不腻，养而不燥，临证应用疗效甚佳。俞师常用养胃阴法治疗慢性萎缩性胃炎之病患。俞师又每以陈修园《时方妙用》中的百合汤加川楝子、元胡索、郁金等，治疗气滞日久化火之胃脘疼痛；对于脾胃虚弱挟湿而出现的形体虚羸、食欲不振、大便溏薄者，则常用《和剂局方》的参苓白术散或《张氏医通》的香砂六君汤加减治之。

临床治疗心脏疾患，俞师善取各医家治法之长，灵活运用进行治疗，如属于现代医学冠心病的“真心病”、“厥心痛”，他既宗仲景的瓜蒌薤白半夏汤、瓜蒌薤白白酒汤化裁，又常用王清任血府逐瘀汤加黄芪、张锡纯的活络效灵丹加减。治疗气阴不足、心悸气短、口干咽燥者，多以李杲《内外伤辨惑论》中的生脉散合仲景酸枣仁汤治疗。对于心气不足、痰阻心络所致的心悸、胸闷、痰多失眠者，常用明代王肯堂《证治准绳》的十味温胆汤加减和当代名医蒲辅周的健脾化痰、除湿宁心法治疗，十味温胆汤从通心气、化痰浊入手，对缓解胸痹心悸之症候有较好的疗效。

俞教授诊治咳喘证，多遵清代林珮琴“实喘责在肺，虚肺责在肾”之说，治法亦每与“喘由外感者治肺，由内伤者治肾”同为一理。如治风寒咳喘证，常用《和剂局方》的三拗汤和《韩氏医通》的三子养亲汤合方加减，采用宣肺平喘和降气消痰的方法治疗，效果很好。对于风寒外束、痰热内蕴的咳喘证，即用明代张时彻《摄生众妙方》中的定喘汤加葶苈子、白芥子治之。日久肾虚的咳喘，多选用清代汪昂《医方集解》的苏子降气汤和《医级宝鉴》的麦味地黄丸随症加减。治疗咳嗽，俞师每倡清代程钟龄的“肺……过热则咳”、“过寒亦咳”、“攻击之剂既不任受”之论，常用程氏的“温润平和、不寒不热”的止嗽散为基本方加减，用于多种类型和咳嗽的治疗。至于痰浊犯肺引起的咳嗽，俞师多采用《和剂局方》的二陈汤化裁施治，并自拟“前杏二陈汤”治痰多色白之咳嗽，“朴杏二陈汤”治胸闷气急之咳嗽，“款杏二陈汤”治肺气不利之咳嗽，“蒌贝二陈汤”治痰多黏稠咳嗽证等。可见俞师善于师古人之法，而不泥于古人之方，借鉴前人经验，且有所发挥。

俞师对王清任《医林改错》倡用的活血化瘀法尤为重视，且灵活运用王氏的治瘀名方，如用补阳还五汤治疗卒中的手足偏废，“半身不遂，口眼㖞斜，语言謇涩”之证，方中使用大剂量的黄芪，以峻补元气，取“气行血亦行”之意，少用桃仁、红花、归尾之品，使活血通络而不伤正气，诸药配合得当，理法相宜，俞师对该方甚为赞赏。他在临床治疗以气虚见症的中风患者，常用补阳还五汤加减，每能收到满意的疗效。

俞师又对近代张锡纯治疗内科杂病的特色颇为推崇。例如对木盛火炽、阴虚阳亢、头目眩晕的现代医学高血压症，俞师每从张锡纯的“血随气升”“充塞于脑部”的观点，运用张氏的镇肝息风汤“重用牛膝以引血下行，”配合平肝息风、滋阴潜阳药物治疗而取良效。又如治疗阴阳两虚的喘逆欲脱之证，俞师则运用张氏的降逆镇冲、敛气固脱之法，以参赭镇气汤治之。他尤其喜用方中长于补虚固脱的山茱萸一药，俞师根据张氏的经验，曾用山茱萸（去核）60克单味浓煎灌服救治数例气喘呈虚脱危证的患者而得以脱险。俞师临床又常用张氏的补络补管汤治咯血咳血证；用鸡胵茅根汤治单纯性肥胖症；崇张氏的“鸡内金……善化有形瘀积”之说，每用鸡内金加入清肝利胆方中治胆囊炎胆石症；运用张氏的活络效灵丹加减，治疗气血瘀滞的肢体疼痛。俞师又常效法张氏临床用药特色，如用黄芪“不必蜜炙”，党参“气温性和”，可以常服，水蛭、硫黄主张生用等。他对张锡纯的学术观点研究颇深，常告诫后辈要重视对张氏著作的学习，并写了《医学衷中参西录方歌集解》一书，对中医人员学习张氏医书，具有良好的指导作用。

此外，俞师在临床上多遵明代张景岳的“命门主水火”之论和清代王旭高的治肝大法；师叶天士的“久病多瘀”之说，运用陈修园的时方治验和现代蒲辅周、冉雪峰的临床诊治特色等。广收博采，善撷众家之长，是俞师的学术特点之一。

## 重视辨证，治病求本

俞师临床重视辨证，善察阴阳。每诊治一病，均认真细致，一丝不苟，详细观形察色，询问病情，诊视脉舌，然后四诊合参，细审阴阳寒热，明辨脏腑病位，权衡邪正虚实，推求疾病之本，从而随证立法处方，法度严谨。俞师常说，辨证论治是中医诊治疾病的准绳和大法，治病必求其本，辨证求本是施治的前提，而临床首先在于辨证，只有知病识证，才有方证合拍，准确治疗，获得药到病除之效，正如《素问·玉机真脏论》所云："凡治病，察其形气色泽，脉之盛衰，病之新故，乃治之无后其时。"临床中疾病之变化万千，病情错综复杂，故认真辨证，审因求本，尤为重要。否则辨证差之毫厘，疗效则谬之千里，而铸成大错。

俞师在数十年的临床医疗中，善于辨证审因、察病求本，在复杂繁多的病证中，他每能透过现象、认清本质，何为主证，何为兼证，何为主因，何为诱因，均辨析详明，因此治疗每中肯綮，效如桴鼓。例如俞师诊治一例女性患者，10天前因急性胰腺炎住市某医院治疗后，腹痛减轻，但身热不退，以午后为剧，体温多持续于38~39℃，神色如蒙，面色泛红，且脘腹满闷，渴不欲饮，小便短赤，大便秘结三天未通。其脉弦而数，舌红绛苔白腻。俞师详细诊察病情、脉舌，又按压腹部后，认为患者虽身热不退、大便三天未解，但近日无明显的腹痛和拒按征象，且舌苔白腻，这与阳明腑实的燥屎内结、邪热炽盛者不同，患者发病时值夏令，身热以午后为甚，又见脘腹满闷，渴不欲饮，脉弦数，舌红苔白腻，此乃湿热内蕴中焦所致，应从清热利湿法治之，拟蒿芩清胆汤加减。处方：青蒿6克，黄芩6克，竹茹10克，法半夏4.5克，陈皮4.5克，碧玉散10克（包），瓜蒌24克，元明粉10克（分两次后入）。水煎服。并配服紫雪丹1.5克。患者服三剂后，热退，神志转清，便通溲利，胸闷亦减。又继以连朴温胆汤加蒌、贝，连服两剂后，病愈。俞师指出，暑湿中阻之便秘，常因气机闭阻、传导失司引起，不宜以大承气汤类峻剂攻下，叶天士曾云："伤寒邪热在里，劫烁津液，下之宜猛；此多湿邪内搏，下之宜轻。"所以，俞师仅在蒿芩清胆汤中加通便导滞的元胡粉和瓜蒌，是取此意也，旨在使热清湿化，大便通畅，邪有下行之路，诸症自解。

1990年俞师治一例重衣不暖证的病患，患者平素形寒怕风，易于感冒，季节未转冷，则自感有冷气外袭，背部常有冰凉之感自下而上，虽重衣也不觉暖。数月来经多家医院诊治，曾服桂、附等温热之品亦未见好转。患者就诊时，正值春暖季节，身上仍穿着棉衣，且精神倦怠、四肢乏力，食欲不振，少气懒言，脉缓，舌淡苔薄白。俞师认为本例患者虽重衣裹身，形寒畏风，但数月来曾服桂附温阳药未能奏效，且无兼见腰膝酸软冷痛，四肢欠温，五更泄泻或下利清谷等脾肾阳虚证候，而以畏风怕冷，纳少体倦为主证，则诊为脾胃虚弱、脾阳不升、卫外不固所致，应治之健脾益气、升阳祛寒，拟补中益气汤加减。处方：柴胡6克，白芍10克，白术6克，防风6克，升麻6克，太子参15克，黄芪12克，淡附子3克，桂枝尖5克，炙甘草3克，麦冬15克。患者服5剂后，形寒怕冷明显减轻，其余症状均有改善。俞师仍按前方略为加减，予以服12剂后，诸恙悉平。俞师诊治本例，着重从健脾益气、升发脾阳入手，使脾阳升发，卫外得固，形寒畏风自愈。可见其治取良效，妙在辨证准确，治及其本，且方药运用得法。

另一例7岁男孩，2个月前因感冒后低热一直不退，时起时伏，低热常持续于37.2~37.7℃。患儿面色无华，纳食减少，形体日见消瘦，精神倦怠。经某医院血常规检查：白血球计数$10.6 \times 10^6$/L，嗜中性分叶51%，淋巴细胞45%，嗜酸性粒细胞1%。诊为"低热待查"，经治疗未见好转，前来就诊。俞师诊其脉细弱，舌淡苔薄白，又详细审察这一患儿后，认为此病孩属气虚发热，不宜用疏风解表、发汗退热的习惯治法。因为患儿虽有低热，但倦怠乏力，面色晦黄无华、食欲不振，脉细弱，此为脾气虚弱之候。而长期低热不退，为气虚卫外失司，固摄无权，阳不秘藏而致。其病虽有发热标象，但气虚是病之本，故宜健脾益气治其本，应用甘温除热法才能奏效。如明代张景岳所云："气虚于内而热者，有如盛夏阴盛于中，而阳浮于外，治宜温补气血，其热自退。"俞师选用补中益气汤加减治之。处方：绵黄芪15克，太子参10克，漂白术6克，当归身3克，毛柴胡5克，川升麻6克，清半夏6克，杭白芍10克，炙甘草2克，软防风6克，青蒿叶6克。服4剂后，热已退至36.8℃，精神转佳，胃纳改善。仍守原法，前方又续服5剂后，热未再起。俞师临证治病，总是如此精审细察，认真诊察，周密地分析病情，推源究本，立法处方用药，严谨贴切，治疗效果显著。他严格要求后辈，凡病要认真辨析，不可马虎敷衍，草率从事。辨证精细，且善于抓住疾病之本质而治之，是俞师的一贯主张。

## 革新中医，倡导科学

俞慎初教授一贯主张中医学术要不断发展和创新，中医的诊疗技术要有改进和提高。中医的理论不能只停留在古代医学的水平上，要与现代科学技术紧密结合，采用现代科学手段研究和探索中医学术理论的实质。早在20世纪30年代，俞教授就致力于中医的改革和创新，他在从事中医教学和临床医疗的同时，创办《现代医药》（月刊）杂志，开展学术交流，弘扬祖国医学，提倡中医科学化。当祖国医学遭受国民党当局严重摧残处于困难之际，他曾利用《现代医药》杂志发表数篇论文，在与废止中医思潮展开斗争的同时，多次阐述革新中医、主张中医科学化的观点。例如1934年12月俞师在《纪念三一七意义》一文中指出，中医要“用科学方法共谋改进，使中国固有的医药能够发扬光大于世界”。1935年2月俞师又发表了《对于国医今后之希望》，述及了革新中医的主张，他说：“国医有四千余年悠久之历史，其经验不可谓不丰富，治疗不可谓不特效，历代君民之信仰，史册贻垂，彰彰可见，至今仍脍炙人口，四万万同胞之生命，皆仰赖保障，其价值无可掩饰。……诚望今后国医界同志，以坚定之毅力，进取之精神，为救亡图存计，要将固有之书籍整理之，空泛之学说删改之，治疗之特效阐扬之，流行之奇疫研究之，并设立学校，栽培后起人才，创办医院，救济民众疾苦，则国医自有振兴之一日。”1935年4月，俞师又在《现代医药》月刊上发表《整理与创作》一文，进一步提出了整理医籍、创办学校和医院、学术研究以革新中医的见解：“中医生命，悬于一线，若不力求自振，适应环境进化，则不免归于淘汰，然则自振者何？一曰整理：集中优秀人才，将数千年流传之医籍，应用科学方法加以整理。不整理是非莫辨，美恶难分，斯为改进中医之大障碍，故曰中医学术有整理之必要。”俞教授指出了整理中医学术是改革中医的前提，接着又说："学术整理之后，仍须固结团体，遴选人才，二者完成，则实行考试，设立学校。二曰创作：凡发现一种特殊病症，奇异药物，应加研究，以期发明该种病症应用何药治疗为有效，该种药物对于生理上之作用，及所以然之奏效，而完成新的创作。此二者如能努力做去，则我中医之复兴，可计日以待焉"。这些文章充分反映了俞师早在青年时期就力主中医学术的革新与发展。

50年代，俞教授又强调了运用科学的方法整理和研究中医中药的主张，如1956年他出版的《新编中药学》一书，既阐述传统的中药理论，又介绍了现代药理知识，观点新颖，内容丰富，论述透彻，很受读者的欢迎。书中提出了用现代技术研究中药的主张："要有生物学、生药学及药理学、药化学的基本知识和世界地理的知识，并须有适当的设备，如药物标本、药物文献、特效单方、药用植物园等。"俞师又指出："药物影响人民的健康很大，中药过去既无确定标准，伪劣充斥，所以要注意整理和研究，整理和研究的方法，首先是鉴别种类，确定效力，推广种植，改良剂型，然而再从事化学研究，才能逐步提高中药治疗的药效和扩大应用的范围。"俞师革新中医、提倡中医药现代化的主张，在当时中医界曾产生一定的影响。

在中医药研究取得较大成就的今天，俞慎初教授仍然关心中医学术的发展。反复强调发展中医既要与现代科学技术结合，又要保持中医的特色。1986年俞师撰写了《中医现代化要保持中医特色》一文刊在《中医高教研究》上，他明确提出了"中医现代化是运用现代科学技术理论，利用现代技术手段对传统医学进行提高，如利用现代科学技术的电、磁、光、声、波等。中医现代化，既不是西医化，也不是中西医结合的道路，而是要向中医自己发展的道路前进”，“中医现代化要在传统医学中发挥其作用，积极地做出贡献”。他极力主张中医界的医、教、研各方面人员，齐心协力，运用现代科学方法，致力于中医学术的整理、继承和研究，使中医的学术得到提高和发展，让中医的特色得到进一步发扬光大。发展中医学术，又要保持和发扬中医特色，是俞师多年来坚持的学术观点。

# 治学经验与方法

“业精于勤荒于嬉”，这是俞慎初教授毕生所遵循的古人治学名言。数十年来，他勤奋不辍，博学精思，严谨笃志，在探索岐黄医术的道路上，孜孜以求，从无停步。兹将俞教授的治学经验和方法总结如下：

## 通治文史，根基扎实

俞慎初教授一生通经识典，能诗善文，具有医文史哲的渊博知识。他不但是一位深谙医理、医术精湛的著名中医学家，而且是一位享有盛名的医史学专家，其在中国医学史的研究、中医各家学说的研究，以及对医用古汉语知识的研究上均达到相当高的造诣。数十年来他在临床医疗和医史研究方面都成就卓著，两者相辅相成，交相辉映。俞慎初教授一贯重视对古汉语及文史知识的学习、认为掌握一定的古文学知识，是学好中医的前提，如没有一定的古汉语及文史知识，就难以在中医学术上取得较大成就。所以 30 年代俞师在上海中医专科学校毕业后，又再次往上海诚明文学院学习，跟随著名经学家蒋维乔，攻读三年的国学文史专业知识，为今后医学上的卓著成就，奠定坚实的基础。俞师常指出，祖国医学的精华和历代医家的丰富治验，存在于浩翰的医学经典著作中，这些经典医书，年代久远，文字古朴，词义深奥，语法复杂，若无扎实的古文学基础，就难以登堂入室，领会经旨，掌握其要。因此要学好经典医著，需要具备一定的古文学知识水平，要过好文字关，医文并重，不断提高文学素质，加深对经典医书内容的理解。

俞慎初教授精研古汉语文学，平时能诗善文，凡训诂与音韵，各类古籍目录学，古医著版本及校勘等无不精通，对《说文解字》《尔雅》《广韵》等运用自如。六七十年代俞教授曾先后撰著《医用古汉语基础》《内经语法研究》等书稿，系统论述了中医古汉语知识和《内经》的语法特点，并在省卫生厅举办的中医进修人员培训班上专题讲授医用古汉语知识，对中医人员学习经典医著起了较大的指导作用。八十年代俞师承担了卫生部和省卫生厅的校勘重点古医籍任务，主持校注明代医学著作《李濂医史》和清代医家陈修园的著名医学丛书《陈修园医书十六种》。他运用辩证唯物主义和历史唯物主义的哲学观点，对这批古医书进行全面整理和校订，受到同行专家的好评，其中《陈修园医书十六种》校注本 1991 年获全国优秀医史文献及医学工具书银奖。嗣后他又参加卫生部主持的对重点古医籍《脉经》《神农本草经》《针灸大成》的校勘审定工作。他经常勉励后辈应学好古汉语知识，要练好基本功，要有计划地研读一些文史哲方面的著作，认为中医药学独特的理论体系是医理与哲理的有机统一，是古代诸子百家学说精华的汇集和升华，要能够在中医学术上取得一定成就，若没有扎实的古文知识基础和鲜明深邃的哲理是达不到的。他多次指出，古汉语知识是整理和继承祖国医学遗产的先决条件，只有认真研究古文学知识，才能深刻领会医学经典的精髓，从而达到无师自通的地步。

数十年来，俞慎初教授在临床医疗和科研的同时，以潜心致力于医史学的研究并取得丰硕的成果。他不但撰著出版了被誉为“中国医学史继往开来之作”的著名医史巨著《中国医学简史》和《中国药学史纲》，而且精研历代医家名著，认真总结古代医家的学术经验和主要医学成就，撰写了大量研究古代名医学术成就的论文。例如早年就先后发表了《巢元方撰著〈诸病源候论〉》(1959)、《宋代名医钱乙与陈自明》(1959)、《痘疹专家董汲与陈文中》(1959)、《王孟英对温病学的贡献》(1959)、《虚心学习民间草药的赵学敏》(1959)、《叶天士吴鞠通是温病学说的奠基者》(1959)、《李杲的辨证用药》(1962)、《朱丹溪学说的基本观点》(1962)等论文。近10多年来，俞教授又对孙思邈、刘完素、张景岳、王旭高、张锡纯、冉雪峰、蒲辅周、程门雪等古今著名医学家的学术观点进行深入系统的研究，并发表多篇论文，主要有《孙思邈的学术思想及其经验》(1982)、《刘完素的临床经验及学术观点》(1982)、《张景岳的学术思想及学术论点》(1985)、《张锡纯的学术思想及临证经验》(1985)、《蒲辅周的学术观点及其临证经验》(1987)、《冉雪峰的学术思想与学术经验》(1989)、《程门雪的学术见解及临证经验》等。同时，俞慎初教授又对福建省的陈修园、苏颂、董奉、吴本、熊宗立、吴瑞甫等19位古代和近代名医的医疗特色进行整理总结和评述，主要的论文有：《杏林传佳话，医德垂千秋》，颂扬建安神医董奉的高明医术和高尚医德；《校样绘图，综覈名实》，论述宋代苏颂在本草学上的重大成就；《洗冤泽物，起死回生》，介绍宋代法医学家宋慈对祖国医学的贡献；《融会贯通，独树一家》，评述南宋名医杨士瀛的学术特点；《医善专心，药贵经验》，介绍明代熊宗立的学术思想及著述；《产科荟萃，医家指南》，阐述南宋朱端章在古代中医产科学上的主要成就；《气养清风，膏调甘雨》，评述明代萧京《轩岐救正论》的学术价值；《由浅入深，从简及繁》，介绍清代陈修园的治学方法等。多年来俞教授在研究医学史和古代医家学说的过程中吸取了大量前贤医家的经验，不断充实和丰富自己，从而使自己的医术达到炉火纯青的境地。

凡作学问，若没有深厚的基础，就不可能获得广博的知识；没有坚实的中医理论指导，则不能够在中医学术上达到较高的造诣。精通医、文、史、哲知识，且融汇于一体，这是俞教授数十年来在学术上取得突出成就的内在条件。

## 勤读精思，持之以恒

俞慎初教授读书十分勤奋和刻苦。平时他总是想方设法利用时间研读书籍和医著，不断地积累新知。日间在诊务或教研工作之暇，便手不离卷，抓紧学习；晚间又在灯下夜读，或专心著述，常常工作至深夜二三点钟。几十年来，不论阴晴寒暑，从无间断过。他常以古人“业精于勤，荒于嬉”的名言告诫后辈，指出学习无捷径，勤奋是学医的必由之路，也是学业成功之本。凡是欲在学术上有所建树、首当刻苦学习，深研医理，勤奋笃志，积累既久，熟则生巧，自有左右逢源之妙。俞师主张读书要做到“五勤”，即脑勤、耳勤、目勤、手勤、足勤。具体如：

**脑勤**：俞师认为，学习医学经典著作必须认真思考，深入领会，扎扎实实地把经典医书的内容读懂弄通，对经典中的重要句段，逐字逐行推究研讨，力求深悟，反对囫囵吞枣和不求甚解。勤动脑筋、善于思索，是掌握经旨的关键。多年来他所读之书，均能精思娴研，且又在全面领会的基础上推出新意。

**耳勤**：学医要多听多问，耳朵要勤快，要善于向别人学习，多听同仁们的各种学术见解。俞教授常说，学问学问，不但要勤学，而且要好问，要不耻下问，学习他人之长。明代李时珍撰写药学巨著《本草纲目》，其中不少资料是向山村农夫、樵夫、猎人和渔民等劳动群众请教中获得的。俞师经常以李时珍为例教育后人。他平时著述，可谓是深思熟虑、结构严密、内容翔博，然而每完成初稿后，总是善于听取他人的意见，例如50年代完成的《中国医学简史》和以后完稿的《中国药学史纲》《中草药作物学》《保健药膳集萃》等医书，均多次征询医界同道的意见，力求使其所著臻于完善。

**目勤：**就是要勤读医书，多看文献，既要重视对历代医家名著的学习，而且在治史方面要重视考证，多作实地考察。俞师曾指出，历代中医书籍汗牛充栋，浩如烟海，学医者一定要做好选读工作，重要的医学著作要认真攻读，悉心研讨。92年3月他在一次学术报告会上，曾明确指出了中医人员应学习的重要医书，例如中医经典著作《内》《难》《伤寒论》《金匮要略》和《神农本草经》；历代医家注释经典的主要医著，有明代张景岳的《类经》、李中梓的《内经知要》、马莳《黄帝内经素问注证发微》和《黄帝内经灵枢注证发微》，清代高士宗的《黄帝素问直解》、张志聪的《素问集注》《灵枢集注》《伤寒论集注》，南宋成无已的《注解伤寒论》、清代柯琴的《伤寒来苏集》、尤怡的《金匮要略心典》。温病学的重要著作有叶天士的《温热论》、吴瑭《温病条辨》、王士雄的《温热经纬》、雷丰《时病论》、吴又可《瘟疫论》、戴天章《广温疫论》。临床医学的主要医书如刘完素的《河间六书》、张从正的《儒门事亲》、李杲的《东垣十书》、朱丹溪的《丹溪心法》、张景岳的《景岳全书》、张锡纯的《医学衷中参西录》，以及妇、儿、外科的一些重要医学著作，都是很值得深入学习和研究的名著。俞教授指出，学医就应多读博览，善于学习古代医家之治验，若不多读古代医著，就无法掌握中医辨证施治大法，也难以领会祖国医学之精粹。

**手勤：**俞教授认为，学医一定要手勤，要善于积累资料，多做笔记。读书时一边阅读，一边把重要内容和读书心得记录下来，这是理解经典医书原文和累积资料的重要方法。俞慎初教授历来重视医学资料的收集和积累工作。凡医家名著和医刊杂志上的重要内容，每必顺手载入笔记或抄录成文摘卡片，有的剪取辑贴成册，且分类收藏数十年如一日坚持不懈。所搜集的资料卡片和笔记，盈筐累箧，不下数万则。俞师常指出，积累资料是获得知识的重要手段，它不但能帮我们开扩眼界、活跃思路，有利于临证诊治水平的提高，而且是医史研究不可缺少的一项重要工作。他在长期的医史研究中，着意于各种史料的收集和积累，为自己的研究提供了丰富的知识财富。他所采撷的资料上迄历代的经史典籍和地方史志中的医家人物和医事活动，近及当今科技新成果、考古新发现，又旁涉自然科学如天文、地理、理化各科知识，凡可资参考，他从不漏弃。俞师又善于从积累的资料中分析研究、去粗取精，总结出规律，从而逐步升华为宝贵的知识和卓著的见解。由于俞教授知识广博，资料丰富，他所撰著的医书如《中国医学简史》《中国药学史纲》《虫类药物临床应用》《中草药作物学》等，因而得到医界同道的高度赞扬。

**足勤：**就是要多作调查采访工作和学术交流活动。俞师主张，治医要多与同道联系，要走向社会和省内外医学工作者，广泛开展学术交流，共同切磋探讨岐黄医学的心得，取长补短，以促进中医学术的发展。多年来俞师在繁忙诊务和教研工作的同时，经常挤出时间参加省内外的学术会议。例如80年代以来俞师曾先后参加了孙思邈、李时珍、张景岳、张锡纯、陈修园、宋慈、徐灵胎等古代医家的学术研讨会，以及新安医学学术讨论会、马王堆医书讨论会。每次会议期间，他都无暇顾及各地风光，而是利用时间与参加会议的老中青医界人士广泛接触，交流学术，研讨医理，并耐心地指导后辈，谆谆善诱，诲人不倦。同时考察古医家故里文物史迹，留心收集各种医史资料，日程繁忙，收获甚多。

俞教授治学的另一个显著特点是持之以恒。数十年来，他在研讨岐黄医术的道路上勤奋探索，孜孜以求，从无停步。不管遇到多大的困难，经受任何挫折，都没法动摇他献身中医的决心。在顺利的环境和良好的条件下，他加倍地为振兴中医学术而努力工作；在逆境中他无所怨，也无他求，而以顽强的毅力克服着身体和经济上的种种困难，潜心苦志，继续探索和追求科学的真缔，在岐黄之道上一步一个脚印地艰难行走着。在文革中被下放药圃劳动时，他仍一如既往，继续钻研，拜老药农为师撰写了《怎样认识中草药》《中草药栽培法》《中草药临床应用》等书。他常说，整理和发掘祖国医学的丰富宝贵财富，如果没有为之奋斗一生的决心和坚韧不拔、锲而不舍的精神，是绝对做不到的。见难而退，浅尝辄止，终将一事无成。俗语道"事在人为"，要学而有成，贵在持之以恒。

**严谨治学，着意考证**

俞慎初教授一生治学严谨，主张实事求是，凡事以辩证唯物主义和历史唯物主义观点作指导。他治医深究病机，明达医理，学术上的争议，必求甚解。如经典文献、医家学说、方药组成、性味功效等，若存有疑义，则追根究底，反复查证，务求明辨。他临床诊病，细致认真，详察体认，分辨精审，对一症一脉均无轻易放过。处方用药，必反复推敲，药味增损也细心斟酌，力求丝丝入扣，从不粗疏草率。他常告诫说，治医的严谨，不仅是科学态度问题，而且是医德医风问题，医生诊病认真与否，关系到病人生命的安危。这种高度负责的精神，值得学习和发扬。

俞教授治史方面的严谨也尤为突出，认为实事求是，是史学研究的重要原则，也是史书生命力之所在。平时他在医史研究中，从不满足从书本上获得的资料，而是着力于“史”的客观真实情况的考证，注重史料的甄别辨伪和史迹的调查。他十分推崇明代药物学家李时珍“读万卷书，行万里路”的治学主张。近几年来他不顾自己已古稀的羸瘦身体，利用外出参加学术会议机会，走访京、沪、苏、浙、赣、滇、桂、粤、鄂、陕、辽、湘、甘、鲁、皖等地，爬山涉水，四处调查考证，核实资料，从长沙马王堆、甘肃敦煌莫高窟、孙思邈药王山，到泉州湾宋代古船遗迹，以及王叔和、李时珍、徐灵胎和闽籍医家陈修园、宋慈、苏颂的里籍，他都亲临实地考察，认真采集资料，多次核对查证，分析比较，做到史实准确无误。

俞教授在史料查证的同时，又重视对今人的采访，从今人了解既往的历史。例如他在撰写《中国医学简史》的“现代医家”部分时，曾对这些医家的后代、学生，多次登门拜访调查，或去函核实。他又对所搜集整理的资料进行反复修改，有的医家传记经 10 多次斟酌才定稿，以求得所载内容全面和真实。他那严谨的治学态度和实事求是、一丝不苟的工作作风，深受后辈的敬佩。正因为如此，俞师的《中国医学简史》《中国药学史纲》等著作，充分体现了极高的史料价值。近几年来，他又撰写了《王叔和的里籍、官职及著作的探讨》《先秦记载药物的帛书——〈五十二病方〉考证》《明代普及医学的先驱——熊宗立的学术思想及著述考证》等多篇论文发表，体现其忠于史实、注重考证的科学态度。